TRAITEMENT CHIRURGICAL

DU

PIED BOT VARUS ÉQUIN CONGÉNITAL

CHEZ L'ENFANT

PAR

le Dr FERNAND MONOD

ANCIEN INTERNE, LAURÉAT DES HOPITAUX,
PROSECTEUR Pre A LA FACULTÉ,
LAURÉAT DE LA SOCIÉTÉ DE CHIRURGIE (PRIX LABORIE)

PARIS
MASSON ET Cie, ÉDITEURS
LIBRAIRES DE L'ACADÉMIE DE MÉDECINE
120, BOULEVARD SAINT-GERMAIN.

1901

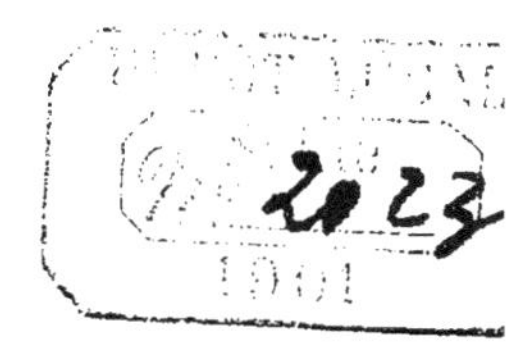

TRAITEMENT CHIRURGICAL

DU

PIED-BOT VARUS ÉQUIN CONGÉNITAL

CHEZ L'ENFANT

TRAITEMENT CHIRURGICAL

DU

PIED BOT VARUS ÉQUIN CONGÉNITAL

CHEZ L'ENFANT

PAR

le Dr FERNAND MONOD

ANCIEN INTERNE, LAURÉAT DES HOPITAUX,
PROSECTEUR P^re A LA FACULTÉ,
LAURÉAT DE LA SOCIÉTÉ DE CHIRURGIE (PRIX LABORIE)

PARIS

MASSON ET Cie, ÉDITEURS

LIBRAIRES DE L'ACADÉMIE DE MÉDECINE

120, BOULEVARD SAINT-GERMAIN.

1901

TRAITEMENT CHIRURGICAL

DU

PIED BOT VARUS ÉQUIN CONGÉNITAL

CHEZ L'ENFANT

INTRODUCTION

Je tiens avant toutes choses à déclarer que je ne me propose nullement d'exposer dans cette thèse les nombreux procédés opératoires proposés en vue de cette cure délicate : le traitement du pied bot varus équin congénital.

Je n'en ai ni le goût ni la compétence.

Aussi est-ce avec une idée bien arrêtée que j'ai volontairement limité mon sujet au traitement chirurgical envisagé chez l'enfant, et à cette seule variété de pied bot : le varus équin congénital.

Si j'ai, d'autre part, intitulé ce travail *Traitement chirurgical*, c'est que je ne veux absolument pas exposer le traitement orthopédique. Ce n'est pas que je n'en reconnaisse la valeur. Le rapport de M. Forgues au Congrès de chirurgie, Paris, 1896, est un excellent plaidoyer en faveur de la méthode ; il faut le lire, ainsi que l'article de Vincent, dans les *Archives provinciales de chirurgie*.

Ces deux travaux permettent en peu de temps de prendre une bonne idée de ce que les orthopédistes préconisent.

On y lira que les principales objections qu'ils font à l'intervention chirurgicale sont les suivantes :

Suppurations possibles ;

Hémorragies pénibles (surtout, je le reconnais, quand on sectionne, comme Phelps le fit la première fois, toute la plante, y compris les vaisseaux et les nerfs);

Récidives fréquentes ;

Mutilations excessives ;

Raccourcissement de l'organe.

Le tout pour obtenir, et je cite textuellement Vincent : « des pieds mutilés dont l'avant-pied n'est qu'un fléau mobile, branlant, appendu au tarse postérieur, comme après un Lisfranc ou un Chopart ». Et pour frapper le dernier coup, il ajoute :

« La tarsectomie est une opération sanglante qui met bien inutilement la vie en danger, puisqu'on a eu des cas de mort. »

Tout cela n'est au fond guère effrayant : celui qui sait lire n'y verra que beaucoup d'exagération.

La seule conclusion à en tirer est que les orthopédistes ont bien fait de perfectionner leur manuel opératoire, afin de tirer de leurs procédés le meilleur parti possible, puisque, de parti pris, ils refusent de tenir un bistouri.

Après avoir suivi les services de mes deux maîtres, les docteurs Brun et Jalaguier, j'ai été convaincu que l'on peut faire aussi bien, sinon mieux, en beaucoup moins de temps, et à beaucoup moins de frais. C'est la seule raison qui m'a donné l'idée de plaider en faveur de la chirurgie, pour les pieds bots.

DIVISION DU SUJET

Je diviserai ce travail en trois parties.

CHAPITRE I. — Ce sera en quelque sorte une introduction aux deux suivants.

J'y exposerai les idées générales que je puis avoir sur le pied bot varus équin congénital de l'enfant.

CHAPITRE II. — Il sera consacré à l'anatomie — anatomie et physiologie normales des articulations du tarse et du métatarse d'abord, anatomie pathologique du pied bot, ensuite.

J'emprunterai beaucoup à mon maître le Professeur Farabeuf[1]. Mieux que personne il a su résumer et exposer avec sa clarté et sa précision habituelles l'anatomie normale du pied, la physiologie des articulations du tarse et du métatarse.

Je crois que jamais ses dessins et ses idées ne seront assez vulgarisés : aussi ai-je, avec son assentiment, copié fidèlement ce qui m'était utile dans son Précis de Manuel opératoire.

Je pense que personne ne me le reprochera.

On me le reprochera d'autant moins que mon but est d'exposer dans ce travail la possibilité de corriger le pied bot, en sectionnant certains ligaments, en réséquant certaines parties du squelette.

Or, il faut, pour le faire avec sûreté et méthode, connaître parfaitement l'anatomie normale.

1. Bien des travaux ont paru avant ceux du Professeur Farabœuf. Je n'en cite aucun, laissant volontairement de côté la partie historique de cette étude qui sortirait du cadre que je me suis tracé.

Pour être un bon chirurgien, je crois, avec mes maîtres, qu'il est préférable de ne pas trop négliger l'anatomie.

Chapitre III. — J'exposerai le traitement chirurgical du pied bot varus équin congénital. Passant en revue les différentes interventions que l'on a proposées, j'en discuterai la valeur, et de cette discussion se dégagera d'elle-même, je l'espère, une règle de conduite pratique à la portée de tous.

CHAPITRE PREMIER

LE PIED BOT VARUS ÉQUIN CONGÉNITAL

SES VARIÉTÉS — SON ÉVOLUTION ANATOMO-PATHOLOGIQUE
LES OBSTACLES QUI S'OPPOSENT A SA RÉDUCTION
IDÉES GÉNÉRALES

Au point de vue anatomique cemme au point de vue clinique, le pied bot varus équin congénital n'est pas un, toujours semblable à lui-même.

Le chirurgien doit avant tout connaître ses variétés anatomiques, s'il veut pouvoir en interpréter les différentes modalités cliniques, à chacune desquelles il y a un traitement rationnel à opposer.

D'après ce que j'ai vu, et d'après ce que j'ai pu contrôler, je suis arrivé en effet à cette conclusion très ferme, que beaucoup d'échecs proviennent de ce qu'on oppose trop souvent aux pieds bots un traitement toujours le même et qui ne varie qu'avec le chirurgien.

Sans prétendre trancher la question encore mal connue de la pathogénie des pieds bots, on pourrait cependant affirmer que toujours le pied bot varus équin congénital doit commencer par les muscles. Les ligaments se rétractent ensuite et les os encore cartilagineux, s'accommodant à la déviation, se déforment.

L'évolution peut être :

Ou *intra-utérine*, et dans ce cas elle aboutit au pied bot osseux congénital [1].

Ou *extra-utérine*, et elle aboutit au pied bot osseux acquis.

Enfin le pied bot peut *à la naissance être en pleine évolution*, à

1. Je tiens à préciser dès maintenant que j'appellerai : *pied bot osseux acquis*, le pied bot congénital qui a achevé son évolution après la naissance de l'enfant : *pied bot osseux congénital*, celui qui a achevé son évolution avant la naissance : ces deux variétés constituant l'une et l'autre en dernier terme : *le pied bot invétéré.*

la période intermédiaire aux deux précédentes : ce sera le pied bot ligamenteux congénital.

On conçoit aisément combien une pareille conception, si j'en prouve la réalité, est importante au point de vue thérapeutique. Car il va de soi, je pense, qu'un pied bot d'enfant dont le squelette dès la naissance sera déformé ne pourra véritablement pas être traité comme un pied bot dont les muscles seuls rétractés ou contracturés s'opposent à la réduction.

J'ai pour appuyer cette hypothèse deux séries d'observations.

Tout d'abord, l'examen attentif de ce qui se passe chez l'enfant dont le pied bot évolue sous nos yeux depuis sa naissance.

D'autre part, l'examen des pieds bots de fœtus que j'ai pu disséquer.

1° Examen d'un pied bot qui évolue. — Prenant textuellement la phrase de Farabeuf, je dirai que le pied bot le plus simple qu'il soit permis de concevoir est :

« L'ébauche volontaire et momentanée que tout sujet jeune, ayant un pied souple, commandant à ses muscles de la jambe, peut en faire à l'état physiologique. »

Ses surfaces articulaires, en effet, et ses ligaments, s'ils sont normaux, le lui permettent. On sait combien le pied de l'enfant qui vient de naître a tendance à se placer en varus. Peut-être bien est-ce sous l'action encore prédominante des deux masses musculaires les plus puissantes du pied, le jambier postérieur et le triceps ?

Quoi qu'il en soit, l'équilibre musculaire se faisant, le pied normal revient facilement en bonne attitude et s'y maintient.

Mais s'il s'agit d'un pied bot — dont la cause première, je le répète, échappe — cette attitude en varus, jusqu'ici physiologique parce qu'elle n'était que temporaire, va devenir pathologique parce qu'elle sera permanente.

C'est ainsi que l'on peut se faire une idée du pied bot dans sa variété la plus simple — du pied bot musculaire — celui qui se trouve maintenu en varus avec équinisme, par la seule force des muscles commandant ce double mouvement.

Or, il suffit de laisser un tel pied bot sans traitement pour voir dans la majorité des cas se créer insensiblement un état pathologique plus grave.

Il est une loi en effet en anatomie pathologique, et que voici : *Tout ligament relâché ou au repos se raccourcit secondairement.*

De par cette loi qui ne souffre pas d'exceptions, le pied bot musculaire devient secondairement ligamenteux, l'obstacle au redressement provenant dans cette seconde phase non seulement des muscles, mais aussi de certains ligaments, de certaines portions capsulaires dont l'adduction avec équinisme a permis la rétraction.

A un moment donné, il arrive fatalement que le squelette entre en jeu : les os, maintenus en position maxima de varus et d'équinisme, subluxés de leur position normale, par conséquent, s'impriment mutuellement l'un sur l'autre, d'autant plus facilement qu'il ne s'agit encore que de cartilages, — le squelette prend des orientations nouvelles, mais presque toujours les mêmes, — et cet obstacle au redressement ne fera que s'invétérer avec l'âge et avec la marche.

Ainsi se constitue : le pied bot osseux acquis, le plus grave au point de vue thérapeutique.

2° **Examen des pieds bots fœtaux.** — Si fortes que soient les mains de certains chirurgiens, si puissants que soient les tarsoclastes, il arrive cependant, quoi qu'on en dise, que des pieds bots résistent, et ce sont non des pieds bots invétérés d'enfants ayant marché, mais bien des pieds bots de la première année.

C'est qu'il existe une quatrième variété qui, dès la naissance, présente des déformations graves du squelette, déformations parvenues au maximum de leur évolution, et qui se sont constituées avant la naissance.

J'en ai pour preuve les pieds bots que j'ai disséqués.

Je suis sur ce point, je le sais, en opposition formelle avec beaucoup d'orthopédistes, beaucoup de chirurgiens même, et en particulier avec M. Forgues qui conclut dans son rapport déjà cité à une intervention précoce quel que soit le cas, se basant sur ce fait que chez les fœtus à terme :

« Il n'y a pas de modifications anatomiques congénitales assez constantes, assez accentuées, pour créer de bonne heure des obstacles à la réduction, que chez le nouveau-né les déformations squelettiques sont généralement corrigibles, que par conséquent :

« Il est possible de rectifier des os qui ne sont pas d'emblée altérés dans leur forme, ou troublés en leur ossification, mais qui par leur anomalie de position sont exposés à se défigurer par pression réciproque et anormale. »

De là, pour Forgues, l'indication d'intervenir d'une façon aussi précoce que possible.

Forgues affirme cela en thèse générale, s'appuyant sur l'opinion de Parker, et sur ce fait que Farabeuf a démontré qu'il n'y a pas de « caprices morphologiques de l'ossification » dans le pied bot.

Que le noyau d'ossification pousse droit, au moins au début, je le crois, non parce que Farabeuf le dit, mais parce qu'il le prouve ; mais ce serait vraiment avoir la déduction trop facile que d'en conclure avec Forgues que le squelette cartilagineux du pied bot ne peut pas, dès la vie intra-utérine, être placé en position vicieuse.

J'ai vu le contraire ; j'ai vu un calcanéum incurvé, une tête astragalienne pointue, décoiffée sur sa face interne du scaphoïde subluxé, et cela dès la vie intra-utérine.

Il me semble que de pareilles constatations valent bien une hypothèse.

Conclusion. — Je conclus de ces faits qu'à la naissance un pied bot peut se présenter sous trois aspects bien différents.

Ce peut être un *pied bot musculaire* type, qui évoluera fatalement si l'on n'y prend garde.

Ou un pied bot *ligamenteux*, c'est-à-dire un pied bot déjà en pleine évolution et chez lequel les déformations du squelette ne vont pas tarder à apparaître, ce qui constituera : *le pied bot osseux acquis*.

Ou encore un pied bot *osseux congénital*, c'est-à dire un pied bot ayant dès la fin de la vie intra-utérine achevé le cycle de son évolution.

Il existe donc en dernier terme quatre variétés de pieds bots varus équins congénitaux :

1° Le pied bot musculaire.
2° Le pied bot ligamenteux.
3° Le pied bot osseux acquis. } pied bot invétéré.
4° Le pied bot osseux congénital. }

CHAPITRE II

ANATOMIE NORMALE

ANATOMIE PATHOLOGIQUE

« A quiconque sait l'anatomie et le mécanisme du pied, l'exploration manuelle peut dire s'il y a des déformations osseuses irréparables. »

(FARABEUF. *Manuel opératoire*, p. 848.)

Je diviserai ce chapitre en deux parties bien distinctes.

1° **Première partie** : ANATOMIE NORMALE.

A. Description des articulations jouant un rôle dans l'attitude du varus et de l'équinisme et des ligaments appartenant à ces articulations, de ceux qui, par leur rétraction ou leur raccourcissement, deviendront un obstacle au redressement du pied bot varus équin.

Je serai extrêmement bref dans cet exposé, ne voulant insister vraiment que sur quelques points difficiles ou mal connus, jusqu'aux travaux du Professeur Farabeuf, si bien élucidés et si remarquablement exposés par lui dans son *Manuel de médecine opératoire*. Je le suivrai pas à pas.

B. Description du mouvement de varus et d'équinisme du pied à l'état normal.

2° **Deuxième partie** : ANATOMIE PATHOLOGIQUE.

1° Les lésions du pied bot musculaire ;

2° Les lésions du pied bot ligamenteux ;

3° Les lésions du pied bot osseux acquis ;

4° Les lésions du pied bot osseux congénital.

I

PREMIÈRE PARTIE

ANATOMIE NORMALE

A. **Articulations et ligaments.** — Dans le varus et l'équinisme, quatre articulations travaillent.

Ce sont :

1° La tibio-tarsienne ;

2° L'astragalo-calcanéenne ;

3° L'astragalo-scaphoïdienne ;

4° La calcanéo-cuboïdienne.

Je vais les envisager successivement :

1° Articulation tibio-tarsienne. — Il est complètement inutile de la décrire, elle se trouve parfaitement étudiée dans tous les traités d'anatomie. Il faut seulement rappeler la puissance à l'état normal des deux ligaments tibio et péronéo-astragaliens postérieurs, leur situation presque transversale, se détachant, l'un et l'autre, du bord postérieur de la malléole correspondante.

2° Articulation astragalo-calcanéenne. — *a) Surfaces articulaires.* — La forme de ces surfaces articulaires de l'astragale et du calcanéum commande en partie le mouvement si complexe des deux os l'un sur l'autre.

Il est donc important d'en avoir une notion exacte ; malheureusement, il est bien difficile d'en donner une description claire.

Farabeuf s'exprime ainsi :

« Le corps de l'astragale, modelé à dessin, repose sur une véritable trochlée conique appartenant au calcanéum. »

Il faut étudier attentivement la figure **1** ; elle seule permet de comprendre la configuration de ces surfaces, obligeant l'astragale à « se mouvoir en tourniquet comme l'indiquent les flèches centrées autour du point marqué + (fig. 1), la tête marchant en sens contraire de l'extrémité postérieure sur ses surfaces d'appui ».

A vrai dire, « c'est plutôt le calcanéum qui se meut sous l'astragale », mais « cela ne change rien au mécanisme ».

b) *Ligaments.* — Le seul ligament important dans cette articu-

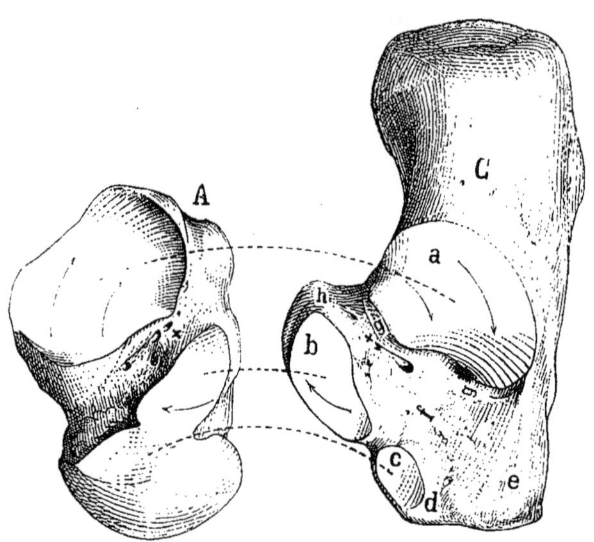

Fig. 1. — Pied gauche. — La face inférieure, c'est-à-dire le dessous de l'astragale **A**, et la face supérieure ou dessus du calcanéum **C**.

La lettre **C** est sur le tiers postérieur du calcanéum que ne couvre pas l'astragale. **a**, trochlée conique (segment de pavillon de trompe de chasse) qui joue sous l'astragale dans le sens des flèches arquées autour du centre +. — **b**, facette sustentaculaire principale (**c** est l'accessoire qui le plus souvent est réunie à la principale). La flèche arquée sur **b** indique le mouvement de cette partie du calcanéum sous la tête astragalienne, autour du centre +. — **d**, place où s'insèrent les deux ligaments qui divergent en **Y**, le calcanéo-cuboïdien sous le calcanéo-scaphoïdien. — **e**, insertion du pédieux et des piliers des frondes du ligament annulaire. — **f**, ligne ou série des rugosités d'implantation des trousseaux fibreux qui forment la haie interosseuse antérieure. — Une série analogue mais plus antérieure se voit sous l'astragale. — **g g**, rugosités d'implantation des trousseaux fibreux de la haie interosseuse postérieure bien plus faible que l'antérieure. Cependant le faisceau né de **g** en arrière de + est très fort. — Très fort aussi le faisceau qui descend en **h** derrière le sustentaculum venant du tubercule interne de la gouttière du tendon fléchisseur propre, visible au-dessous de **A**.

Les flèches tracées sur le dessous de l'astragale indiquent comment cet os se déplacerait sur un calcanéum fixe.

lation est le ligament interosseux inséré dans le tunnel astragalo-calcanéen ; son insertion calcanéenne est, comme le tunnel lui-même, obliquement dirigée en dedans et en arrière (fig. 1).

Il présente deux ordres de fibres : internes et externes (fig. 2 et 3).

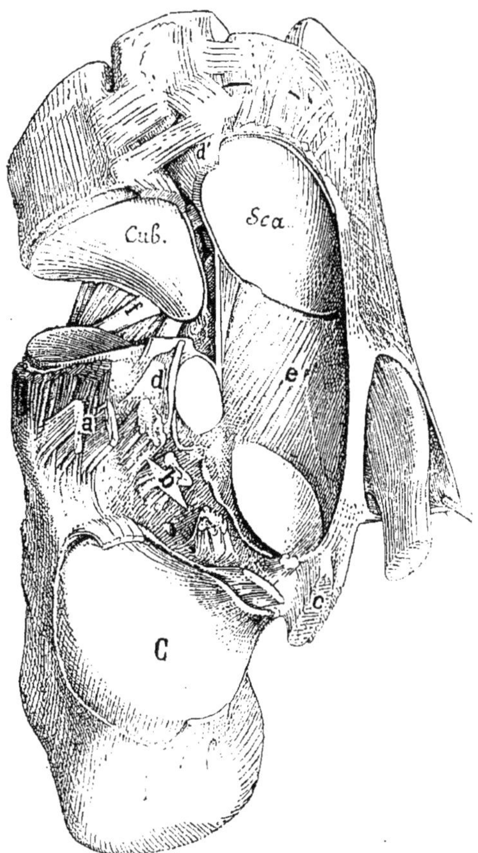

Fig. 2. — Tarse gauche d'un enfant de 8 ans vu à pic après enlèvement de l'astragale et élongation hypothétique des ligaments conservés entre le calcanéum **C** et les os antérieurs : *Cub*, cuboïde et *Sca*, scaphoïde.

C, surface pour le corps de l'astragale, trochlée conique; autour se voit l'insertion de la capsule de cette articulation avec trois renforcements ou ligaments, postéro-interne, antéro-externe, enfin antéro-interne, seul résistant. — En dehors et en arrière, la capsule s'insère à plusieurs millimètres du contour cartilagineux, ce qui fait préjuger que le glissement des deux os sera marqué de ce côté. — **a**, piliers du lig. annulaire des origines du m. pédieux. **b**, indique la série ou haie principale des faisceaux interosseux qui renforce singulièrement la mince capsule qu'on voit s'attacher derrière les facettes sustentaculaires. — **c**, lig. extérieur astragalo-sustentaculaire. — **d**, origine du lig. calcanéo-scaphoïdien couvrant celle du calcanéo-cuboïdien, tous deux faisant l'*y* classique. — **d'**, insertion de **d** sur le scaphoïde; on voit autour de la glène scaphoïdienne l'insertion des autres parties du manchon fibreux : en dessus, c'est le lig. astragalo-scaphoïdien dorsal externe; en dehors, du côté du cuboïde, c'est le lig. calcanéo-scaphoïdien intermédiaire ou cloisonnant, qui naît du calcanéum comme pour continuer la partie cuboïdienne de l'*y*; enfin, en bas et en dedans, c'est **e**, le fond de la cavité qui reçoit la tête de l'astragale formé par le lig. calcanéo-scaphoïdien inférieur ou glénoïdien, avec un noyau fibro-cartilagineux biconcave correspondant au noyau du tendon jambier post. — **f**, faisceau court, 3e couche du grand lig. calcanéo-cuboïdien inférieur : la figure en montre un second plus court encore qui s'attache au bec cuboïdien; sous **f** on voit la 2e couche et même, à gauche, la 1re qui déborde la 2e en dehors. De chaque côté du ligament cloisonnant intermédiaire dont le bord plantaire est libre, on voit la frange graisseuse qui, par une fente, entre ou sort suivant les besoins de chaque articulation.

Les internes sont formées « de courts faisceaux entre-croisés dans un plan vertical transverse ».

Les externes sont formées de faisceaux plus longs ayant « leurs insertions astragaliennes bien antérieures aux calcanéennes », ils montent donc obliques en avant et en haut.

L'importance de ce ligament est considérable à deux points de vue :

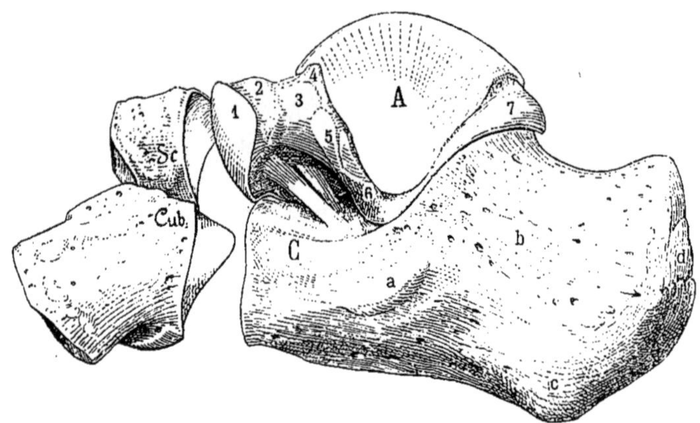

Fig. 3. — Profil externe des os du tarse gauche. — **Sc**, scaphoïde. — **Cu**, cuboïde. — **C**, grande apophyse du calcanéum sur laquelle s'attachent : le m. pédieux, les piliers de l'annulaire, l'*y* calcanéo-cuboïdien-scaphoïdien qu'on ne voit pas, et plus profondément les deux haies de l'interosseux dont l'antérieure seule est représentée par ses deux gros premiers faisceaux. — **a**, crête tuberculeuse qui sépare les tendons péroniers. — **b**, plaquette d'attache du lig. péronéo-calcanéen. — **c**, tubérosité plantaire postérieure externe soudée à la croûte postérieure épiphysaire du calcanéum.

A, astragale, facette articulaire pour la malléole péronière. — **1**, tête ; **2**, collier, insertion de la partie externe de la capsule astragalo-scaphoïdienne ; **3**, bord externe du col lissé par le joug ; **4**, ligne d'insertion de la capsule tibio-astragalienne venue de **2** et allant à ; **5**, attaches du ligament péronéo-astragalien antérieur ; **6**, apophyse externe ; **7**, insertion du ligament péronéo-astragalien postérieur, queue de l'astragale, ou encore tubercule externe de la gouttière ici invisible du tendon fléchisseur propre du gros orteil.

1° Il est disposé de façon à favoriser le mouvement d'adduction et d'avancement du calcanéum sous l'astragale ;

2° Rétracté dans le pied bot, il s'opposera d'une façon absolue à tout retour du calcanéum à sa position normale.

Il ne s'oppose pas au mouvement d'adduction du calcanéum, puisque ses faisceaux internes, courts, « avoisinent ou plutôt créent le centre de ce mouvement ».

Ils se tordent sur place, ne permettant aucun glissement en avant du bord interne du calcanéum.

D'autre part, la direction oblique des faisceaux externes n'empêche pas le calcanéum d'avancer son bord externe. Il s'ensuit logiquement qu'à la rigueur il suffirait de détruire ces faisceaux externes, rétractés dans le pied bot, pour libérer le calcanéum.

La figure 4 montre ce ligament simplifié, pour bien faire com-

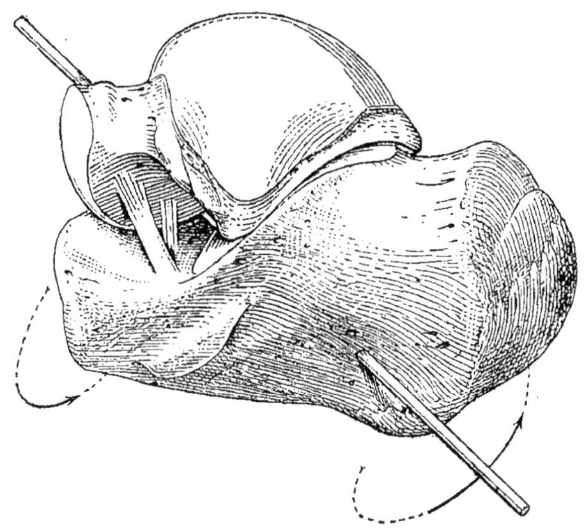

FIG. 1. — Profil externe, côté gauche. Axe du mouvement du calcanéum sous l'astragale, on l'aperçoit au fond du tunnel, là où les courts ligaments créent un point fixe. Le calcanéum poussé n'a pu avancer que son flanc externe, en l'abaissant sous la surface inclinée du corps de l'astragale immobile; on voit que les deux surfaces ne se correspondent plus, que les faisceaux interosseux externes se sont redressés. Ce mouvement équivaut à la rotation autour de l'axe figuré; il porte la grande apophyse en bas, en avant et en dedans, la tubérosité plantaire postérieure interne en haut, en arrière et en dehors.

prendre que du côté externe il ne s'oppose pas à l'avancée descendante du calcanéum.

3° ARTICULATION ASTRAGALO-SCAPHOIDIENNE. — Comme la tibio-tarsienne, elle est bien connue et bien décrite; il y a donc peu de choses à en dire.

a) *Surfaces articulaires* (fig. 5 et 6). — Je ferai seulement souvenir combien la surface condylienne de l'astragale est plus étendue que la cavité articulaire du scaphoïde. Il en résulte que le scaphoïde peut être porté par le jambier postérieur en situation maximum de varus, presque au contact de la malléole tibiale (deuxième position de la fig. 5).

Dans ce mouvement, la moitié externe de la tête astragalienne fait saillie sur le dos du pied, couverte seulement par la capsule tendue au-devant d'elle.

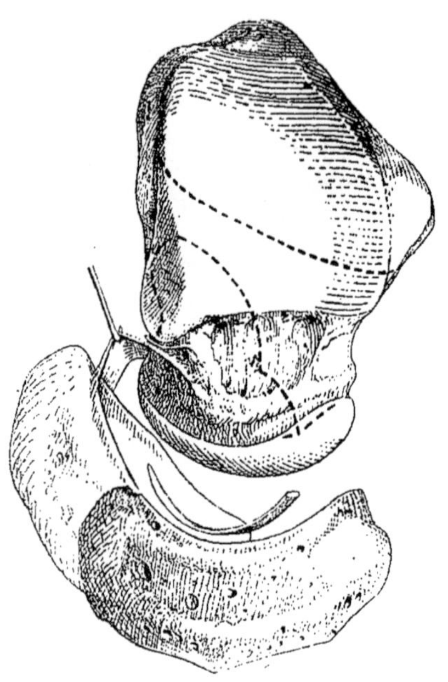

FIG. 5. — L'astragale et le scaphoïde ganches vus à pic. — Des lignes pointillées indiquent les contours des surfaces articulaires sous-astragaliennes qui reposent, derrière et devant le tunnel, sur le corps et sur le sustentaculum du calcanéum. Sur le col, encadrant la fossette criblée sus-cervicale, se voit le collier se partageant en dehors pour laisser libre le contact du joug annulaire, s'élargissant et reculant en dedans où l'on voit trace de l'insertion de la capsule tibiale et une partie de la capsule astragalo-scaphoïdienne érignée. Celle-ci incarcère une grande partie du col sur laquelle les mouvements forcés tendent à pousser le scaphoïde.

Dans le pied bot, il est toujours facile de sentir la tête astragalienne sous les téguments.

L'astragale offre au scaphoïde une surface convexe condylienne, c'est-à-dire oblongue, dirigée en bas et en dedans. Du côté interne, la surface se relève, et en réalité le trajet que décrit le scaphoïde sur la tête de l'astragale est une véritable spire.

Sur la figure 5, « l'aiguille courbe et torse est dessinée pour montrer la trajectoire spiroïde qui conduit la tubérosité du scaphoïde, d'abord en bas et en dedans, puis toujours en dedans, mais aussi en haut sans autre obstacle que la malléole tibiale ».

b) Ligaments. — La capsule astragalo-scaphoïdienne est renforcée :

1° Par des fibres venant du tibia : fibres tibio-scaphoïdiennes ;

2° Par l'insertion du muscle jambier postérieur présentant toujours à ce niveau un noyau cartilagineux.

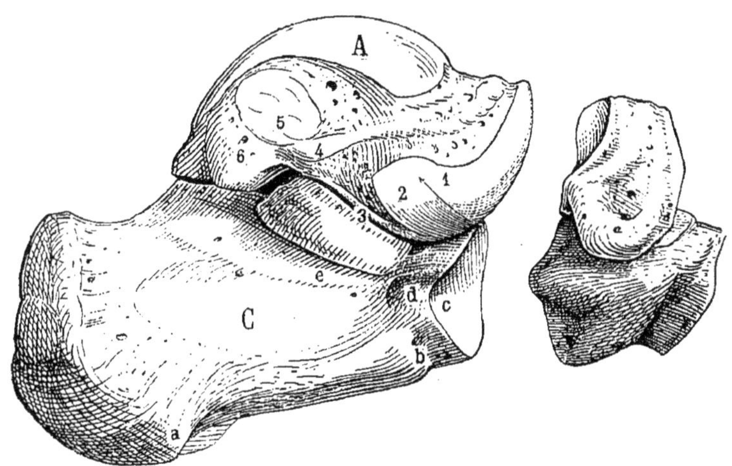

Fig. 6. — Profil interne des os du tarse gauche. — **C**, calcanéum, sa face interne ou excavation, surface d'attache de la lame interne du muscle fléchisseur accessoire. — **a**, tubérosité plantaire postérieure interne. — **b**, tubérosité plantaire antérieure, croupe éburnée du relief longitudinal sous-calcanéen d'où procèdent les deux principales couches du puissant ligament calcanéo-cuboïdien inférieur. — **c**, surface articulaire pour le cuboïde ou trochlée de la tête calcanéenne. — **d**, cavité coronoïdienne préparée pour loger le bec ou éperon cuboïdien dans les mouvements forcés. — **e**, gouttière du tendon fléchisseur propre du gros orteil sous la petite apophyse ou sustentaculum de la tête astragalienne.

A, astragale, sa face interne, la petite faux articulaire pour la malléole tibiale. — **1**, surface articulaire scaphoïdienne de la tête; **2**, surface glénoïdienne; **3**, interligne de l'articulation astragalo-sustentaculaire; **4**, attache du petit lig. tibio-astragalien antérieur, première saillie du collier; **5**, large implantation du lig. tibio-astragalien postérieur; **6**, tubercule interne d'où part le ligament astragalo-sustentaculaire.

Dans la région plantaire, les fibres calcanéo-scaphoïdiennes complètent la capsule articulaire; il faut connaître leur situation parce que, dans certains cas, il sera utile d'ouvrir largement cette articulation.

Les fibres calcanéo-scaphoïdiennes sont bien représentées figure 7 (*e*).

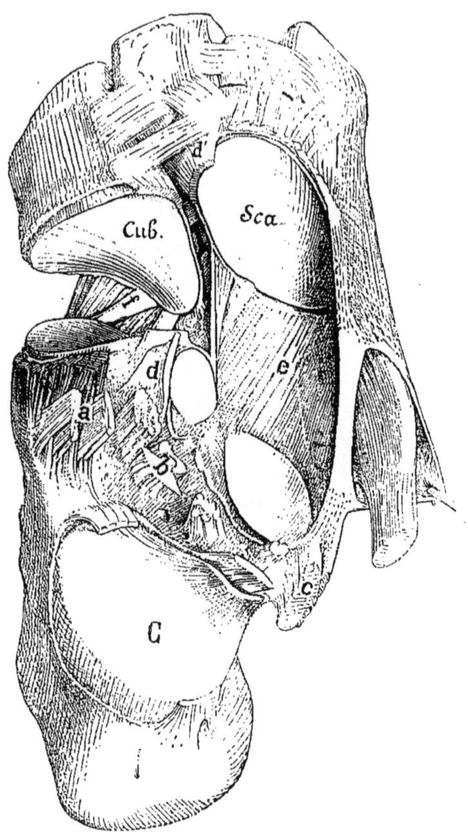

Fig. 7. — Tarse gauche d'un enfant de 8 ans vu à pic après enlèvement de l'astragale et élongation hypothétique des ligaments conservés entre le calcanéum **C** et les os antérieurs : *Cub*, cuboïde et *Sca*, scaphoïde.

C, surface pour le corps de l'astragale, trochlée conique; autour se voit l'insertion de la capsule de cette articulation avec trois renforcements ou ligaments, postéro-interne, antéro-externe, enfin antéro-interne, seul résistant. — En dehors et en arrière, la capsule s'insère à plusieurs millimètres du contour cartilagineux, ce qui fait préjuger que le glissement des deux os sera marqué de ce côté. — **a**, piliers du lig. annulaire des origines du m. pédieux. **b**, indique la série ou haie principale des faisceaux interosseux qui renforce singulièrement la mince capsule qu'on voit s'attacher derrière les facettes sustentaculaires. — **c**, lig. extérieur astragalo-sustentaculaire. — **d**, origine du lig. calcanéo-scaphoïdien couvrant celle du calcanéo-cuboïdien, tous deux faisant l'*y* classique. — **d'**, insertion de **d** sur le scaphoïde; on voit autour de la glène scaphoïdienne l'insertion des autres parties du manchon fibreux : en dessus, c'est le lig. astragalo-scaphoïdien dorsal externe; en dehors, du côté du cuboïde, c'est le lig. calcanéo-scaphoïdien intermédiaire ou cloisonnant, qui naît du calcanéum comme pour continuer la partie cuboïdienne de l'*y*; enfin, en bas et en dedans, c'est **e**, le fond de la cavité qui reçoit la tête de l'astragale formé par le lig. calcanéo-scaphoïdien inférieur ou glénoïdien, avec un noyau fibro-cartilagineux biconcave correspondant au noyau du tendon jambier post. — **f**, faisceau court, 3e couche du grand lig. calcanéo-cuboïdien inférieur : la figure en montre un second plus court encore qui s'attache au bec cuboïdien; sous **f** on voit la 2e couche et même, à gauche, la 1re qui déborde la 2e en dehors. De chaque côté du ligament cloisonnant intermédiaire dont le bord plantaire est libre, on voit la frange graisseuse qui, par une fente, entre ou sort suivant les besoins de chaque articulation.

4°. Articulation calcanéo-cuboïdienne. — *a) Surfaces articulaires.* — La face plantaire du cuboïde présente d'avant en arrière (fig. 8) :

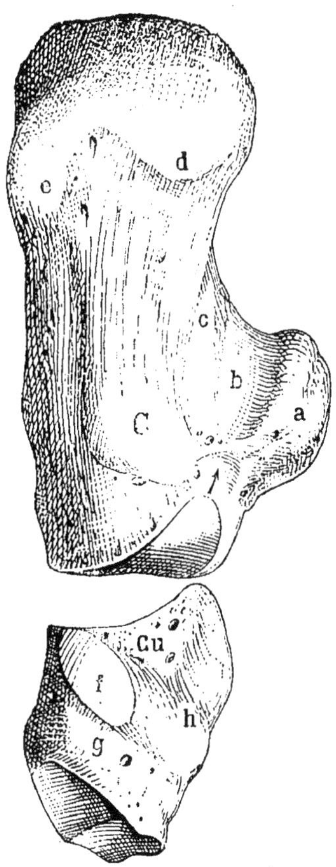

Fig. 8. — Calcanéum **C** et cuboïde **Cu** gauches vus en dessous, faces plantaires. — **C**, tubérosité plantaire antérieure ou croupe éburnée du relief longitudinal sous-calcanéen. — **a**, sustentaculum ou petite apophyse, passage du tendon fléchisseur commun. — **b**, passage du tendon fléchisseur propre du gros orteil. — **c**, excavation, insertion du chef interne du fléchisseur accessoire. — **d**, tubérosité plantaire postérieure interne. — **e**, tubérosité plantaire postérieure externe. — **f**, sur le cuboïde, corne externe de la demi-lune, facette polie par le noyau du tendon long péronier. — **g**, gouttière de ce tendon. — **h**, milieu de la demi-lune ou angle de l'équerre.

La gouttière dite du long péronier latéral (G);

La petite surface de frottement au niveau de laquelle passe en réalité ce tendon (F);

Une surface en forme de croissant dont l'extrémité toute postérieure et interne se transforme en une pointe ou bec.

Ce bec vient butter contre le calcanéum quand le cuboïde se trouve porté en position maximum de varus (fig. 9).

Il est reçu dans une petite dépression en godet située immédia-

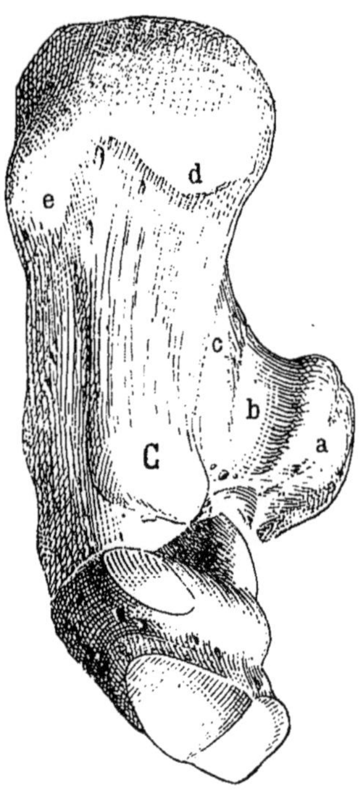

Fig. 9. — Même os calcanéum et cuboïde vus en dessous et mis en contact, le cuboïde en flexion-adduction maxima.

tement au-dessous de la petite tubérosité sur le prolongement de la surface articulaire (une flèche est dessinée au fond de cette dépression, fig. 8).

Sur les figures 8 et 9 est dessiné en C le relief longitudinal d'où se détache le grand ligament de la plante calcanéo-cuboïdien.

« La tête du calcanéum, dit Farabeuf, est creusée en gouttière spiroïde oblique en bas et en dedans (fig. 10 et 11); le cuboïde est adapté à cette forme comme la coronoïde cubitale à la trochlée de l'humérus. »

L'importance de la disposition de ces surfaces apparaîtra quand je traiterai le mécanisme du varus dans la médio-tarsienne.

b) *Ligaments.* 1° *Ligament calcanéo-cuboïdien.* — C'est le grand ligament profond de la plante sur lequel M. Ch. Nélaton a déjà appelé l'attention, le mentionnant comme l'un des obstacles s'opposant le plus à la correction du varus.

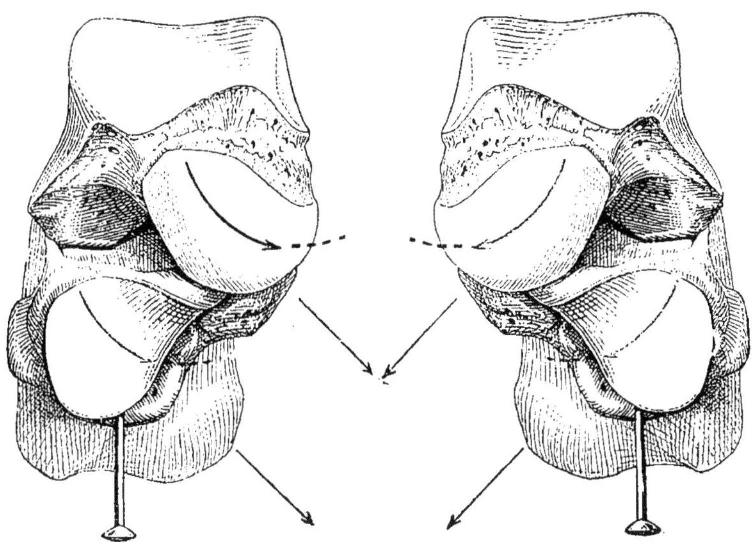

Fig. 10. — Pied droit. Fig. 11. — Pied gauche.

L'astragale au repos sur le calcanéum. Vues de face après ablation de l'avant-pied. — Attitude de la station verticale (V. l'épingle) d'aplomb sur les deux pieds. On ne voit rien de la grande surface sus-calcanéenne, l'apophyse externe de l'astragale la couvre jusqu'en bas sur le sol de l'entrée du tunnel. — La tête ou *condyle* de l'astragale est nettement interne relativement à celle du calcanéum qui est une *trochlée*.

L'axe du condyle astragalien qui indique la trajectoire du scaphoïde est parallèle à la trochlée trajectoire du cuboïde ; tous deux se dirigent en bas, en dedans, en arrière, en haut, en pas de vis (flèches courbes), ou plus simplement, en raison de la faible étendue des surfaces, en bas et en dedans (flèches droites).

Il se compose de trois couches :

Couche de fibres longues et superficielles. — Se détachant des deux tiers postérieurs du relief longitudinal de la face plantaire du calcanéum.

Elle se termine en partie : aux deux bords de la surface de glissement du tendon long péronier latéral, en partie sur les muscles

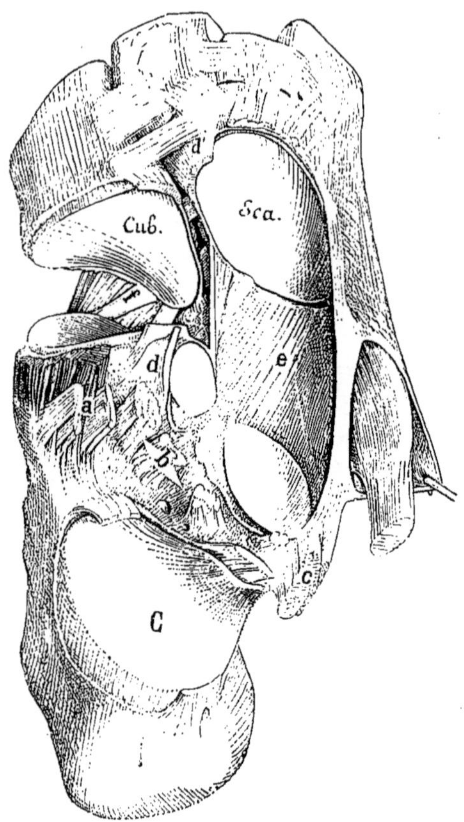

Fig. 12. — Tarse gauche d'un enfant de 8 ans vu à pic après enlèvement de l'astragale et élongation hypothétique des ligaments conservés entre le calcanéum **C** et les os antérieurs : *Cub*, cuboïde et *Sca*, scaphoïde.

C, surface pour le corps de l'astragale, trochlée conique ; autour se voit l'insertion de la capsule de cette articulation avec trois renforcements ou ligaments, postéro-interne, antéro-externe, enfin antéro-interne, seul résistant. — En dehors et en arrière, la capsule s'insère à plusieurs millimètres du contour cartilagineux, ce qui fait préjuger que le glissement des deux os sera marqué de ce côté, — **a**, piliers du lig. annulaire des origines du m. pédieux. — **b**, indique la série ou haie principale des faisceaux interosseux qui renforce singulièrement la mince capsule qu'on voit s'attacher derrière les facettes sustentaculaires. — **c**, lig. extérieur astragalo-sustentaculaire. — **d**, origine du lig. calcanéo-scaphoïdien couvrant celle du calcanéo-cuboïdien, tous deux faisant l'Y classique. — **d'** insertion de **d** sur le scaphoïde ; on voit autour de la glène scaphoïdienne l'insertion des autres parties du manchon fibreux : en dessus, c'est le lig. astragalo-scaphoïdien dorsal externe ; en dehors, du côté du cuboïde, c'est le lig. calcanéo-scaphoïdien intermédiaire ou cloisonnant, qui naît du calcanéum comme pour continuer la partie cuboïdienne de l'*y* ; enfin, en bas et en dedans, c'est **e**, le fond de la cavité qui reçoit la tête de l'astragale formé par le lig. calcanéo-scaphoïdien inférieur ou glénoïdien, avec un noyau fibro-cartilageux biconcave correspondant au noyau du tendon jambier post. — **f**, faisceau court, 3e couche du grand lig. calcanéo-cuboïdien inférieur ; la figure en montre un second plus court encore qui s'attache au bec cuboïdien ; sous **f** on voit la 2e couche et même, à gauche, la 1re qui déborde la 2e en dehors. De chaque côté du ligament cloisonnant intermédiaire dont le bord plantaire est libre, on voit la frange graisseuse qui, par une fente, entre ou sort suivant les besoins de chaque articulation.

interosseux où elle sert d'origine à une portion du muscle adducteur du gros orteil.

Couche des fibres moyennes. — Légèrement oblique en avant et en dedans, elle se détache du tiers antérieur du relief calcanéen pour se terminer à distance de l'interligne, sur la surface en croissant du cuboïde.

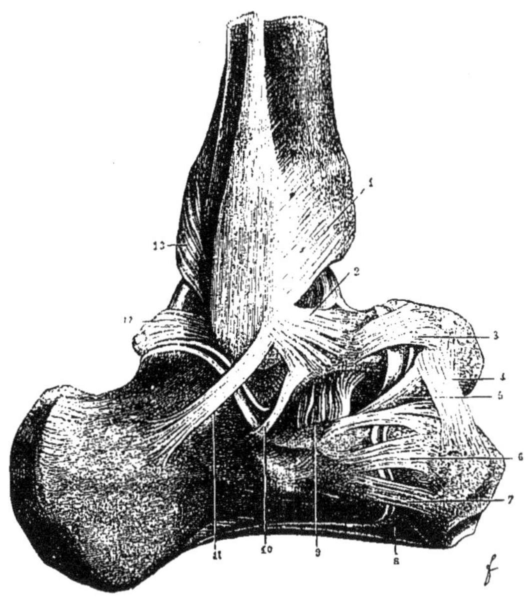

Fig. 13. — Articulation du cou-de-pied, côté droit, face externe.
5, ligament en Y, sa branche scaphoïdienne; 3 et 6, ligaments dorsaux, sans intérêt.

Couche des fibres profondes — Plus oblique que la précédente qu'elle déborde toujours en dedans, cette couche se détache du bord antérieur du relief longitudinal du calcanéum, pour se terminer au bec du cuboïde; cette couche est au contact même de la synoviale.

Sur la figure 12 (*f*) on voit nettement ces trois couches.

Ce ligament calcanéo-cuboïdien est habituellement mal connu et mal décrit; aussi ai-je cru devoir (en raison de son importance dans le pied bot) en donner une description exacte, telle que me l'a enseignée M. Farabeuf.

2° *Ligament calcanéo-cuboïdo-scaphoïdien interosseux, ligament en Y.*

Entre les articulations astragalo-scaphoïdiennes et calcanéo-cuboïdiennes, existe une cloison longitudinale, placée de champ, empêchant toute communication entre les synoviales correspondantes. Cette cloison interosseuse présente deux bords, l'un inférieur, profondément situé, adhérent au ligament plantaire ; l'autre supérieur, dorsal, superficiel, très épais, bifurqué. On lui donne le nom de ligament en Y (fig. 13, [5]). Il se détache du calcanéum, en dedans de sa grosse apophyse, au seuil même de l'entrée du tunnel astragalo-calcanéen. De là, il se bifurque partie vers le cuboïde, partie vers le scaphoïde faisant l'Y classique.

Je bornerai ici la description de ces articulations à l'état normal ; grâce aux figures de Farabeuf, je crois ces notions suffisantes pour comprendre le mécanisme du mouvement complexe de ces articulations passant de la position normale à celle de varus et d'équinisme.

B. **Description du mouvement de varus et d'équinisme du pied à l'état normal.** — J'envisagerai encore séparément les trois articulations :

Tibio-tarsienne ;
Astragalo-calcanéenne ;
Médio-tarsienne.

1° Articulation tibio-tarsienne. — L'extension dans la tibio-tarsienne qui fait en grande partie l'équinisme du pied est un mouvement bien connu. Dans cette position, la partie antérieure du corps de l'astragale déborde la mortaise en avant.

C'est la partie postérieure de la capsule qui est relâchée — c'est donc elle qui se rétractera dans le pied bot.

Ce qui est moins connu, et ce que Farabeuf a bien indiqué, est le mouvement d'adduction possible de l'astragale entre les deux montants de la chape tibio-péronière. Il est juste de dire que ce mouvement n'est possible que chez l'enfant.

Mais chez l'enfant, l'astragale tiré par le scaphoïde peut tourner, pivoter sur un axe longitudinal, avançant par rapport à la malléole péronnière, reculant relativement à la malléole tibiale.

Ce seul jeu de l'astragale peut augmenter l'angle d'adduction de 30 degrés.

J'y vois une indication très nette : la nécessité de libérer complètement l'astragale si l'on veut être sûr de bien le réduire.

2° Articulation calcanéo-astragalienne. — Le mouvement d'adduction du calcanéum sous l'astragale est difficile à saisir.

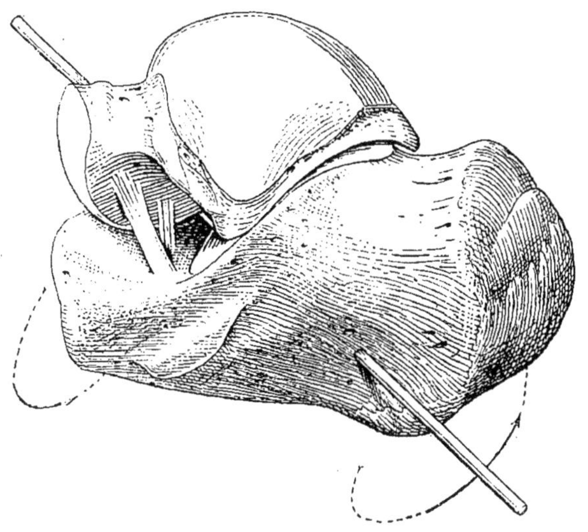

Fig. 14. — Profil externe, côté gauche. Axe du mouvement du calcanéum sous l'astragale, on l'aperçoit au fond du tunnel, là où les courts ligaments créent un point fixe. Le calcanéum poussé n'a pu avancer que son flanc externe, en l'abaissant sous la surface inclinée du corps de l'astragale immobile ; on voit que les deux surfaces ne se correspondent plus que les faisceaux interosseux externes se sont redressés. Ce mouvement équivaut à la rotation autour de l'axe figuré ; il porte la grande apophyse en bas, en avant et en dedans, la tubérosité plantaire postérieure interne en haut, en arrière et en dehors.

J'ai montré comment ce mouvement se trouvait être commandé par la disposition même des surfaces articulaires et du ligament interosseux. De cette disposition anatomique, il résulte : qu'en avançant, le calcanéum s'abaisse, puisqu'il est obligé de glisser sous la surface astragalienne inclinée. Mais en raison même de la brièveté de la partie interne du ligament interosseux, il ne peut faire avancer son bord interne.

Bridé par ce ligament, il ne peut que pivoter et, suivant l'heureuse comparaison de Farabeuf, il va « comme un bateau qui vire, tête, proue, en dedans — talon, poupe, en dehors, inclinant son bord externe comme le flanc d'un bateau qui roule » (fig. 14).

Dans ce mouvement, le calcanéum prend part à l'équinisme, puisque le talon s'élève ; au varus, puisque son extrémité antérieure se porte en dedans. Il en résulte que pour être certain

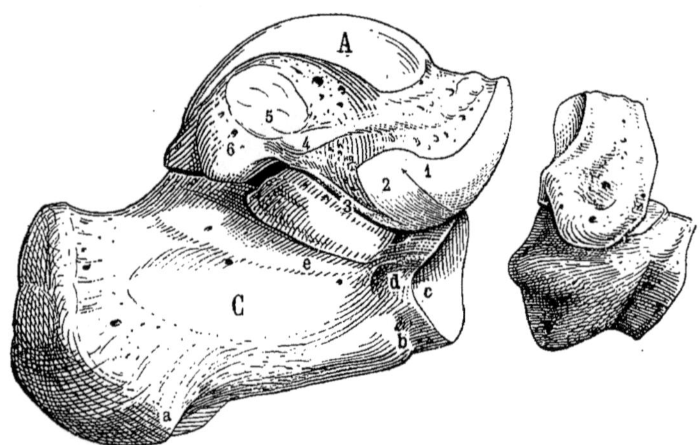

Fig. 15. — Profil interne des os du tarse gauche. — **C**, calcanéum, sa face interne ou excavation, surface d'attache de la lame interne du muscle fléchisseur accessoire. — **a**, tubérosité plantaire postérieure interne. — **b**, tubérosité plantaire antérieure, croupe éburnée du relief longitudinal sous-calcanéen d'où procèdent les deux principales couches du puissant ligament calcanéo-cuboïdien inférieur. — **c**, surface articulaire pour le cuboïde ou trochlée de la tête calcanéenne. — **d**, cavité coronoïdienne préparée pour loger le bec ou éperon cuboïdien dans les mouvements forcés. — **e**, gouttière du tendon fléchisseur propre du gros orteil sous la petite apophyse ou sustentaculum de la tête astragalienne.

A, astragale, sa face interne, la petite faux articulaire pour la malléole tibiale. — **1**, surface articulaire scaphoïdienne de la tête ; **2**, surface glénoïdienne ; **3**, interligne de l'articulation astragalo-sustentaculaire ; **4**, attache du petit lig. tibio-astragalien antérieur, première saillie du collier ; **5**, large implantation du lig. tibio-astragalien postérieur ; **6**, tubercule interne d'où part le ligament astragalo-sustentaculaire.

d'avoir complètement réduit un pied bot varus équin, il faudra avoir su libérer le calcanéum de manière à lui permettre de reprendre sa place normale sous l'astragale.

3° Articulation médio-tarsienne. — C'est au niveau de cette articulation que se passe le mouvement de varus de l'avant-pied sur l'arrière-pied — mouvement spiroïde commandé par la disposition des surfaces articulaires, astragalienne et calcanéenne.

« La tête du calcanéum est, en effet, creusée en gouttière spiroïde oblique en bas et en dedans.

« L'astragale offre au scaphoïde une surface condylienne également dirigée en bas et en dedans comme la gorge du calcanéum

« Mais du côté interne la surface se relève et, en réalité, le

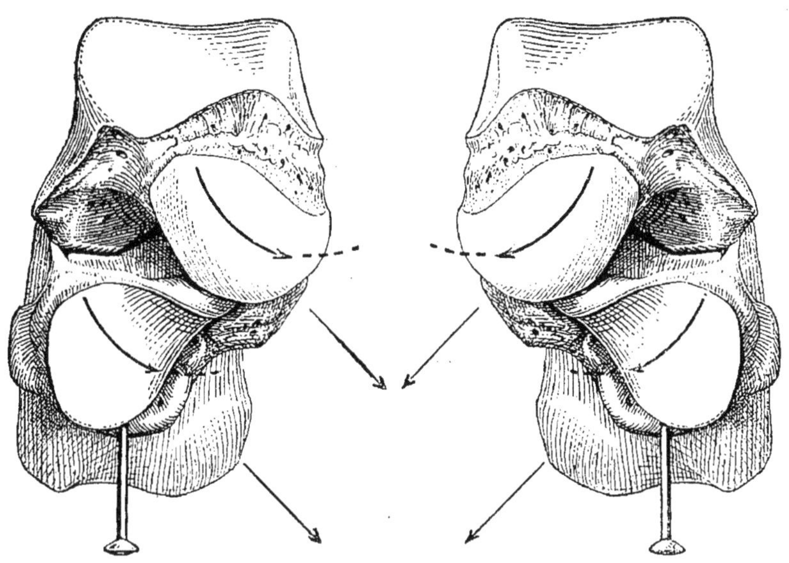

Fig. 16. — Pied droit. Fig. 17. — Pied gauche.

L'astragale au repos sur le calcanéum. Vues de face après ablation de l'avant-pied. — Attitude de la station verticale (V. l'épingle) d'aplomb sur les deux pieds. On ne voit rien de la grande surface sus-calcanéenne, l'apophyse externe de l'astragale la couvre jusqu'en bas sur le sol de l'entrée du tunnel. — La tête ou *condyle* de l'astragale est nettement interne relativement à celle du calcanéum qui est une *trochlée*.

L'axe du condyle astragalien qui indique la trajectoire du scaphoïde est parallèle à la trochlée trajectoire du cuboïde; tous deux se dirigent en bas, en dedans, en arrière, en haut, en pas de vis (flèches courbes), ou plus simplement, en raison de la faible étendue des surfaces, en bas et en dedans (flèches droites).

trajet du scaphoïde est aussi une spire, mais plus étendue que celle du cuboïde » (fig. 15).

Ces surfaces sont donc faites pour permettre aux os antérieurs la flexion et adduction, la flexion oblique en dedans, c'est-à-dire le varus.

Mais le fait le plus important est que le varus de l'avant-pied est complété par le jeu du calcanéum s'avançant sous l'astragale. Grâce à ce déplacement du calcanéum, il y a « avancement, adduction et inclinaison de l'extrémité antérieure de cet os, dont la surface articulaire cuboïdienne vient se placer au-dessous de la surface articulaire de l'astragale » (fig. 16, 17, 18, 19).

Le cuboïde est entraîné par le calcanéum. Or, le bord externe du pied est solidaire du cuboïde — il s'ensuit que le mouvement

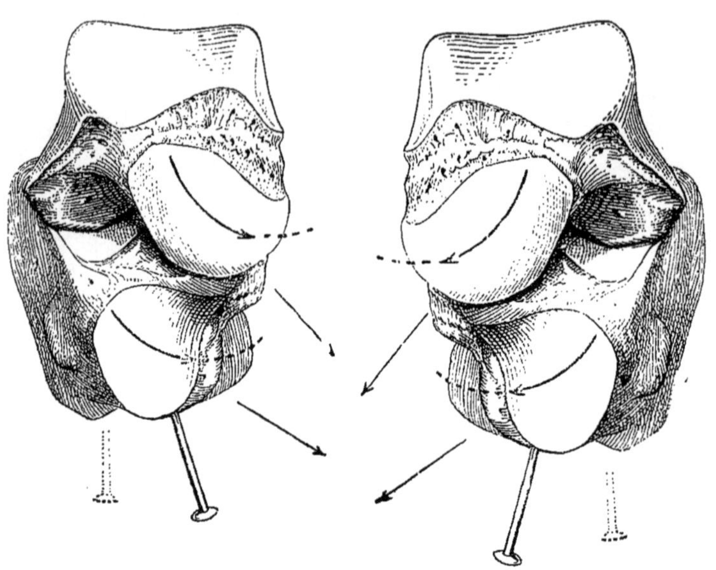

Fig. 18 et 19. — L'astragale est resté immobile entre les malléoles comme ci-dessus.

Le calcanéum a *viré, roulé* et *tangué* sous la poussée du tendon d'Achille, ou la remorque du scaphoïde tiré par le jambier postérieur. L'épingle a quitté la situation pointillée et n'est plus verticale; la face externe inclinée est devenue visible; le bas de la grande facette sous-astragalienne s'est découvert dans sa partie externe avancée. Enfin, la tête du calcanéum, la trochlée, dans laquelle le cuboïde subit la flexion oblique (flexion-adduction), s'est portée en avant et en dedans sous le condyle astragalien et s'est inclinée davantage vers l'horizontale. Ainsi le bord externe du pied, gouverné par le cuboïde, va subir une flexion oblique plus accentuée que celle du bord interne; il sera chassé sous celui-ci, d'où l'enroulement, la volutation. Les flèches et les trajectoires ont perdu leur parallélisme.

du calcanéum a pour résultat de « pousser le bord plantaire externe, comme pour faire un cornet avec la plante qui se plie et se creuse d'un sillon longitudinal ».

Ainsi s'explique l'enroulement du bord externe.

Il est si important de bien comprendre ce mouvement d'enroulement de la plante, étroitement lié au mouvement du calcanéum sous l'astragale, que je n'hésite pas à reproduire les deux figures suivantes de Farabeuf (fig. 20 et 21).

On comprendra aisément maintenant qu'il ne suffira pas, sans

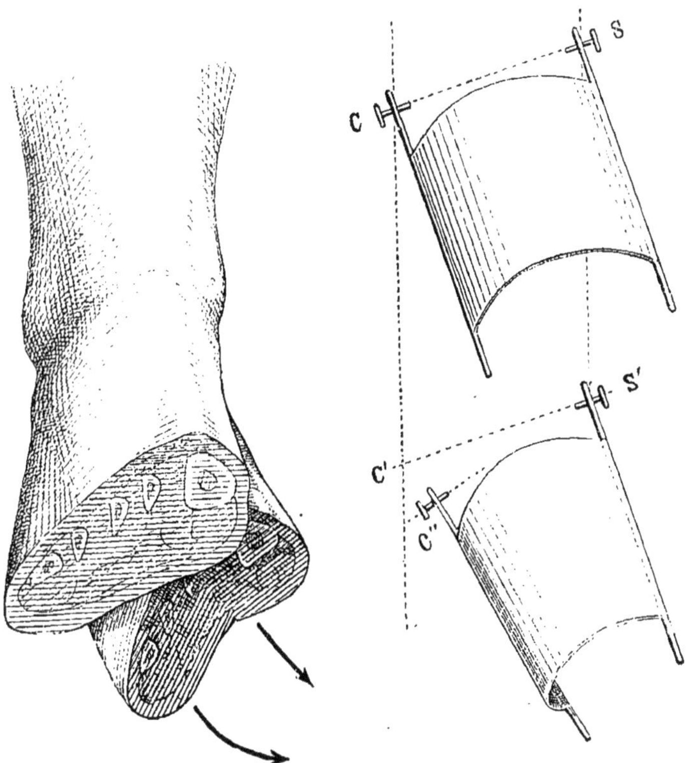

Fig. 20. — Avant-pied droit tranché 1° au repos, — 2° en flexion-adduction. Supination produite par l'intervention du calcanéum qui, poussant le bord externe en avant et augmentant l'obliquité de la gouttière où joue le cuboïde, détermine l'enroulement exprimé par la flèche courbe et le sillon longitudinal du tégument.

Fig. 21. — Appareils de démonstration en carton monté sur tringles, représentant le dos du pied et ses bords. — En haut, les deux tringles fixées sur un même axe, sont parallèles. — En bas, la tringle cuboïdienne, au lieu d'être montée en **C'** sur l'axe **C'S'**, l'est sur l'axe **c''** plus incliné, d'où l'enroulement imposé au carton.

doute, de libérer le scaphoïde et le cuboïde pour détruire l'adduction du pied, c'est-à-dire le varus.

Il faudra encore libérer le calcanéum, non seulement pour lui permettre de reprendre sa place sous l'astragale, mais pour que son extrémité antérieure puisse revenir en dehors et se mettre ainsi au contact du cuboïde revenu lui-même en position normale.

II

DEUXIÈME PARTIE

ANATOMIE PATHOLOGIQUE

1° Le pied bot musculaire.

Le pied bot varus équin musculaire est maintenu en attitude vicieuse par la rétraction, le raccourcissement ou, plus simplement encore, par l'action tonique prépondérante des muscles producteurs du varus et de l'équinisme.

Je n'ai pas eu l'occasion de disséquer un tel pied bot à la première période de son évolution, mais je suis certain que l'on ne trouverait ni lésions du côté des ligaments, ni lésions du côté du squelette.

Mais, d'après ce que j'ai vu sur mes pieds bots de fœtus et au cours des différentes opérations auxquelles j'ai assisté, il m'est possible de décrire assez exactement l'état de ces muscles.

Les muscles rétractés dans le pied bot varus équin sont :

Le jambier antérieur.

Le jambier postérieur.

Le tendon d'Achille.

Accessoirement :

L'extenseur propre du premier orteil.

Le muscle adducteur du premier orteil.

1° Jambier antérieur. — Quand le mouvement d'adduction de l'avant-pied est très accentué, son tendon de terminaison croise à angle aigu le bord antérieur du tibia, de façon à venir s'insérer par le plus court chemin au premier cunéiforme. Il décrit ainsi la corde de l'arc dessiné par le bord interne du pied. Il est toujours facile de sentir sur le vivant la saillie de ce tendon sous la peau.

2° Jambier postérieur. — Son trajet est le plus souvent normal; il a, cependant, une tendance à venir s'appliquer contre la face interne de la malléole tibiale, au lieu de demeurer appliqué sur son bord postérieur.

Agissant sur la tubérosité du scaphoïde, il joue le rôle principal dans la constitution du varus, car il tire sans se lasser sur le scaphoïde, l'entraînant vers la malléole interne. Par l'intermédiaire du scaphoïde, il agit sur le cuboïde et sur l'astragale.

3° Tendon d'Achille. — La rétraction du tendon d'Achille est habituellement la plus considérable de toutes ces rétractions musculaires. C'est celle dont on se rend, en tous les cas, le plus facilement compte.

L'action du tendon d'Achille est double : il agit, en effet, à la fois sur l'équinisme et sur le varus.

La part qu'il prend dans l'équinisme du pied est bien connue : par sa rétraction, il élève l'extrémité postérieure du calcanéum dont l'extrémité antérieure s'abaisse, et, par l'intermédiaire du calcanéum, il agit sur l'astragale sollicité déjà par l'action du jambier postérieur.

On connaît moins bien, par contre, la part que prend le tendon d'Achille au varus, et c'est cependant ce tendon qui, en poussant le calcanéum en avant, favorise en grande partie le mouvement de cet os sous l'astragale.

Cette action, qui est normale, provient de la disposition anatomique suivante et que m'a enseignée Farabeuf.

Immédiatement au-dessus des malléoles, le tendon d'Achille est bridé par l'aponévrose jambière très forte à ce niveau, et, par elle, il se trouve étroitement appliqué contre la face postérieure des os de la jambe. Quand il entre en action, il ne peut donc pas élever le talon directement en haut, mais il le porte en haut et en avant. Ainsi le calcanéum est poussé en même temps que son extrémité postérieure est élevée.

J'ai montré l'importance, sur le varus, du mouvement d'avancement du calcanéum sous l'astragale. Tenant compte de la part que prend à ce mouvement le tendon d'Achille, j'en conclus que sa section est indispensable si l'on veut corriger complètement le varus.

Les autres muscles ne présentent rien d'anormal ou qui mérite d'être décrit.

2° Le pied bot ligamenteux.

Ce que j'ai dit précédemment va me permettre d'être extrêmement bref.

Le pied bot ligamenteux est un pied bot qui évolue. Aux muscles s'ajoutent les ligaments rétractés. Ces ligaments sont ceux que relâchent l'adduction et l'équinisme.

Je vais donc me borner à une simple énumération :

1° Articulation tibio-tarsienne. — 1° Le ligament péronéo-astragalien postérieur;

2° Le ligament tibio-astragalien postérieur, l'un et l'autre relâchés par l'extension (équinisme);

3° Le ligament tibio-astragalien latéral, relâché par le mouvement d'adduction de l'astragale dans la mortaise tibio-péronière (varus).

2° Articulation calcanéo-astragalienne. — Le ligament interosseux, mais surtout les faisceaux externes de ce ligament, relâchés dans le mouvement de pivotement du calcanéum sour l'astragale, mouvement que centrent les faisceaux internes de ce ligament (varus).

3° Articulation médio-tarsienne. — 1° Partie interne de la capsule astragalo-calcanéenne doublée du muscle jambier postérieur, relâchée dans le mouvement d'adduction du scaphoïde (varus);

2° Le ligament calcanéo-cuboïdien relâché par l'adduction du cuboïde (varus)

L'importance de la rétraction de ce ligament était signalée en 1890 par mon maître, le Dr Ch. Nélaton, s'exprimant ainsi à son sujet devant la Société de Chirurgie :

« La résection de la tête astragalienne permet en même temps « de reconnaître le deuxième obstacle à la correction du varus : « c'est la luxation ou la subluxation du cuboïde sur la face interne « de la grande apophyse du calcanéum.

« En effet, le cuboïde s'est déplacé en dedans, a glissé sur la « facette articulaire antérieure du calcanéum et appuie sur l'angle « de réunion de cette facette avec la face interne de la grande « apophyse. *Il est maintenu dans cette position par la rétraction « des ligaments plantaires calcanéo-cuboïdiens.* »

On conçoit aisément que cette cause empêche le redressement du varus, alors même que les ligaments internes sont coupés et que la saillie de la tête astragalienne réséquée n'oppose plus aucune résistance.

La subluxation cuboïdienne est bien connue, mais il nous a paru qu'elle n'était pas assez prise en considération dans les diverses méthodes thérapeutiques.

3° Le pied bot osseux congénital.

Le pied bot osseux congénital a achevé, dès la naissance, le cycle normal de son évolution.

Ce qui en fait son importance est qu'il présente des lésions aussi graves, aussi accentuées que celles du pied bot invétéré (osseux acquis) et se trouve, de ce fait, justiciable du même traitement.

J'ai affirmé la réalité de son existence, me basant sur ce que m'a enseigné l'examen de pieds bots de trois fœtus. J'en dois deux à l'extrême obligeance de mon excellent maître, le Dr Bar, que je ne saurais trop remercier ici.

Je vais, dans ce chapitre, exposer le résultat de ces dissections.

Fœtus nº 1 (8 mois)[1].

Double pied bot varus équin congénital.

A) Pied droit.

a) Aspect général. — Varus très prononcé.

La partie antérieure du bord interne du pied forme, avec la partie postérieure, un angle aigu dont le sommet est représenté par un sillon séparant ce bord en deux portions inégales.

Il y a enroulement de la plante.

Peu d'équinisme.

La tête astragalienne fait une saillie visible et tangible sur la face dorsale du pied.

b) Essai de réduction. — L'astragale se laisse presque complètement réduire dans la mortaise tibio-péronière.

Il est impossible de détruire l'enroulement de la plante, et la tête de l'astragale demeure, quoi que l'on fasse, décoiffée du scaphoïde.

Le varus ne peut donc être corrigé.

c) Muscles.

1° *Jambier antérieur.* — Il présente une insertion supérieure normale, mais son tendon de terminaison croise à angle aigu la crête du tibia, à l'union du tiers moyen et du tiers inférieur de la jambe; il passe sur le bord antérieur de la malléole interne pour gagner directement son point de terminaison qui est normal.

Dans la dernière partie de ce trajet, il décrit donc exactement la corde de l'arc formé par le bord interne du pied.

Ce tendon subluxé en dedans est manifestement bridé par les fibres tibiales et scaphoïdiennes du ligament en fronde déjà très net sur ce pied de fœtus.

2° *Extenseur propre du premier orteil.* — Il suit un trajet

1. J'ai publié cette observation avec mon collègue et ami J. Vanverts, dans la *Gazette hebdomadaire de médecine et de chirurgie*, 18 octobre 1896.

parallèle à celui du jambier antérieur ; son tendon est bridé et appliqué au-devant de la malléole interne par les fibres inter-tendineuses du ligament en fronde.

Ces deux tendons passent sur le versant interne de la saillie formée par la tête astragalienne.

3° *Extenseur commun des orteils.* — Il naît normalement, mais se sépare à angle aigu des précédents, car il se dirige verticalement, pour se placer en dehors de la saillie de la tête de l'astragale.

4° *Jambier postérieur.* — Il est intimement appliqué contre le bord postérieur de la malléole interne creusé d'une véritable rainure où glisse ce tendon.

Les autres muscles ne présentent rien d'intéressant.

d) Essai de réduction après dissection des muscles. — Si, ces muscles étant disséqués, on essaie de réduire la déviation, on constate que quatre d'entre eux se tendent ; ce sont :

Le tendon d'Achille,

Les deux jambiers,

Le court adducteur du gros orteil.

1° *Section du tendon d'Achille.* — Elle permet de diminuer l'équinisme, mais sans obtenir la correction complète.

Le principal avantage de cette ténotomie est de rendre de la mobilité au calcanéum et par conséquent à l'astragale. Il est ainsi plus facile de refouler ce dernier os entre les montants de la mortaise tibio-péronière, dont l'élasticité est sur ce fœtus d'un précieux secours.

2° *Section du jambier antérieur.* — Elle donne de la mobilité à l'avant-pied, mais la réduction du varus au delà de ce qui a déjà été obtenu avant toute section musculaire ou tendineuse est à peine appréciable.

3° *Section du jambier postérieur.* — Elle permet de mobiliser le scaphoïde, mais non de le remettre à sa place normale ; il faudrait pour obtenir cette réduction vaincre d'autres forces qui maintiennent encore l'attitude vicieuse.

4° *Section du court adducteur du premier orteil.* — Elle donne un peu de mobilité à l'avant-pied, mais le scaphoïde demeure toujours subluxé en dedans.

Ces diverses sections musculaires n'ont agi en rien sur l'enroulement de la plante.

5° *Section de l'aponévrose plantaire.* — Elle est rétractée surtout en dedans ; sa section a été faite avec celle du muscle adducteur du premier orteil sans aucun résultat.

e) SQUELETTE.

1° *Malléole tibiale.* — Elle est située sur un plan nettement antérieur à la malléole péronière.

2° *Astragale.* — Son axe antéro-postérieur est oblique en avant et en dedans, son bord externe est plus élevé que son bord interne.

La partie postérieure de son corps est atrophiée et aplatie.

La tête est pointue et présente deux versants très distincts séparés par une crête verticale. La tête dans son entier est couverte d'un cartilage articulaire.

La face externe de la tête regarde directement en avant : elle est située à la place de la surface scaphoïdienne d'un astragale normal. Mais sur ce pied bot elle est libre, abandonnée par le scaphoïde subluxé en dedans.

Cette face externe est cependant intra-articulaire, elle est en effet entourée par la capsule astragalo-scaphoïdienne considérablement allongée.

La face interne répond, elle, au scaphoïde ; elle est plus large que la précédente et surtout plus étendue dans le sens antéro-postérieur. Elle occupe presque toute l'étendue du bord interne du col astragalien, qui semble de ce fait notablement raccourci.

Cette face regarde directement en dedans.

3° *Calcanéum.* — Il occupe la situation normale d'un calcanéum au maximum de varus. Il est aplati transversalement. Sa face externe est convexe et allongée.

Sa face interne est nettement concave.

4° *Scaphoïde.* — Il ne présente d'anormal que sa situation. Il est subluxé en dedans, sa tubérosité est au contact même de la malléole interne, qui présente une surface articulaire au niveau de son bord antérieur.

5° *Cuboïde.* — Il a suivi le mouvement du scaphoïde, il est au maximum de déviation en varus.

Les autres os du tarse ne présentent rien d'anormal.

B) Pied gauche.

Les lésions sont semblables à celles du pied droit, il est donc inutile de les décrire.

Fœtus n° 2 (8 mois environ).
Double pied bot varus équin congénital.

A) Pied droit.

a) Aspect général. — L'avant-pied dépasse l'angle droit sur l'arrière-pied. Le sommet de l'angle aigu ainsi formé répond sur le bord interne du pied à l'articulation médio-tarsienne.

Le fœtus étant maintenu debout, le membre inférieur dans la rectitude, le pied repose par son bord externe et la portion voisine de sa face dorsale.

La saillie de la tête astragalienne est visible et tangible sur le dos du pied.

L'enroulement de la plante existe, l'équinisme n'est pas très accentué.

b) Essai de réduction avant dissection. — Il est absolument impossible de corriger le varus.

L'astragale ne paraît pas se réduire dans la mortaise tibio-péronière quand on cherche à faire disparaître l'équinisme.

c) Muscles. — La dissection des muscles n'apprend rien à leur sujet.

Je n'y insisterai pas, ayant relaté tout au long dans la précédente observation l'état des muscles et leurs situations.

Je les ai toujours trouvés avec des caractères semblables sur tous les pieds de fœtus que j'ai disséqués.

d) Essai de réduction après dissection des muscles. — Le pied réduit au squelette ne se corrige pas plus que lorsqu'il était encore pourvu de ses parties molles.

La section complète des muscles, y compris la ténotomie du tendon d'Achille, n'a donné aucun résultat appréciable.

C'est que les déformations du squelette de ce pied bot sont aussi considérables que celles d'un pied bot osseux acquis (fig. 22 et 23).

e) Squelette.

1° *Péroné.* — Le péroné est en retrait sur le tibia. La face externe de sa malléole regarde en dehors et en arrière.

2° *Tibia.* — La face interne du tibia regarde en avant et un peu en dedans.

Il existe donc manifestement : torsion des deux os du membre inférieur.

Cette torsion est fréquente dans le pied bot, il semble que dans son mouvement d'adduction l'astragale refoule en arrière la malléole péronière.

3° *Astragale.* — La tête de l'astragale est orientée directement en dedans, elle fait une notable saillie sur le dos du pied, mais elle est très peu déformée et ne présente nullement une conformation angulaire, comme dans l'observation précédente.

On peut se rendre compte de la forme de cette tête sur la figure 22.

Le *corps* déborde fortement en avant la mortaise tibio-péronière, mais il ne semble pas qu'il ait encore augmenté de volume au point de créer une véritable incompatibilité entre ce corps et la chape tibio-péronière.

Le mouvement d'adduction de l'astragale est ici très accentué.

En outre, la face supérieure du corps est nettement orientée en haut et en dedans : elle est inclinée, oblique ; pour s'en bien rendre compte il faut faire reposer le pied sur sa face plantaire.

J'estime à 15 degrés au moins son inclinaison sur l'horizon.

Ce mouvement de rotation de l'astragale sur son axe antéro-postérieur est, de plus, important à connaître au point de vue de la correction.

4° *Calcanéum.* — Il est complètement incurvé sur lui-même. Sa face externe est complètement convexe, sa face interne complètement concave, ses deux extrémités sont tournées en dedans.

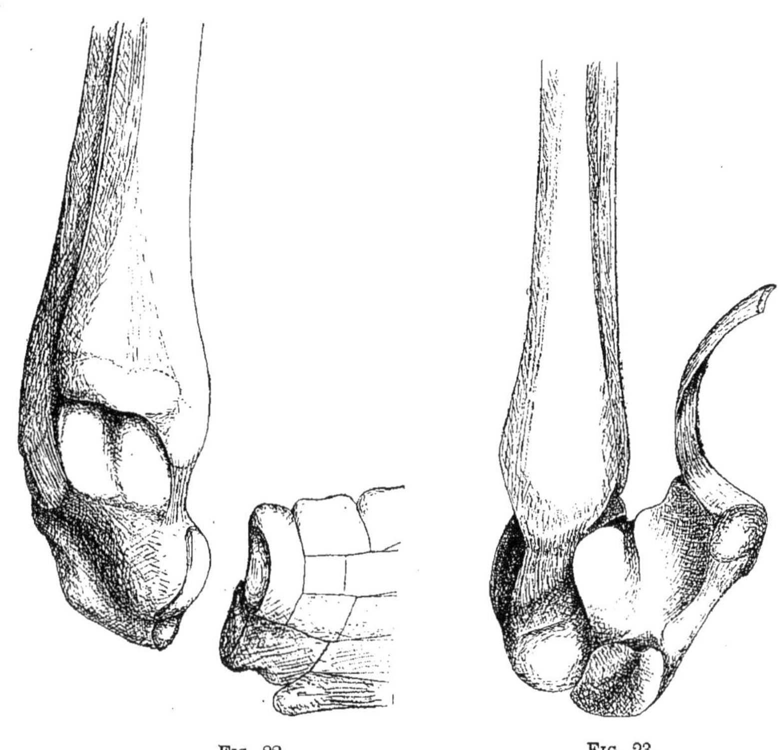

FIG. 22. FIG. 23.

La face articulaire cuboïdienne est immédiatement sous-jacente à la face articulaire scaphoïdienne de l'astragale, rappelant la situation figurée par Farabeuf sur les figures 18 et 19 de ce travail.

Ces figures et celles qui suivent, 24, 25 et 26, je les dois à la très grande obligeance de mon cousin le Dr Robineau, qui a bien voulu me les dessiner d'après nature. Je puis donc en garantir l'exactitude absolue.

L'une et l'autre regardent en avant et en dedans.

Le calcanéum comme l'astragale est donc au maximum d'adduction, de varus (fig. 22 et 23).

5° *Scaphoïde.* — Sa forme est normale; il est complètement subluxé en dedans; cependant le contact avec la malléole tibiale

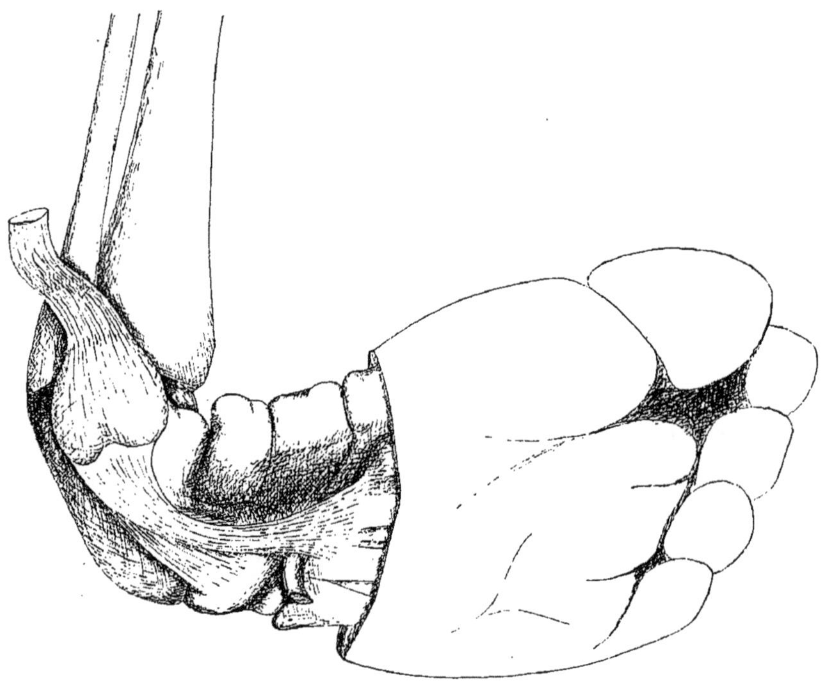

Fig. 24.

n'est pas établi comme dans l'observation précédente (fig. 24, pied gauche).

Cuboïde. — Il ne présente aucune altération appréciable dans sa forme. Sa situation seule est anormale, comme pour le scaphoïde.

f) Ligaments. — Influence de leur section sur le redressement de ce pied bot de fœtus.

1° *Articulation tibio-tarsienne.* — Le jeu de l'astragale dans la mortaise est limité, mais j'obtiens une liberté presque complète-

de cette articulation après section des ligaments postérieurs péronéo-astragalien et tibio-astragalien.

Cette réduction possible de l'astragale entre les malléoles, une fois les ligaments coupés, prouve bien que sur ce pied de fœtus il n'y a pas incompatibilité entre le corps de l'astragale et la chape tibio-péronière.

2° *Articulation médio-tarsienne.* — Je décris l'état de ces ligaments dans l'ordre où je les ai étudiés, recherchant méthodiquement à redresser ce pied bot.

Dans ce but j'ai largement ouvert l'articulation médio-tarsienne, tranchant ainsi les ligaments tibio-scaphoïdien, astragalo-scaphoïdien et même calcanéo-scaphoïdien.

Malgré cela, le scaphoïde ne s'est pas laissé mobiliser ; l'obstacle à la réduction ne pouvait venir sur ce pied bot de la disposition angulaire de la tête astragalienne ; j'ai dit que sans être ronde et normale elle était très peu déformée, elle ne pouvait donc être un obstacle à la correction du varus

Ouvrant alors par le dos du pied l'articulation calcanéo-cuboïdienne, j'ai tranché le ligament en Y.

Le résultat fut encore négatif.

L'avant-pied n'est devenu mobilisable qu'après section du ligament plantaire calcanéo-cuboïdien, déjà fort et puissant, déjà rétracté et dévié de sa situation normale.

Il est représenté figure 24 tel qu'il existe sur le pied gauche de ce fœtus conservé intact.

Ce n'est qu'après section de ce ligament que l'avant-pied, virant sur l'arrière-pied fixe, a pu orienter sa face plantaire directement en bas.

Dans ce mouvement, le scaphoïde est revenu en avant et en dedans et s'est abaissé, perdant tout rapport avec l'extrémité antérieure de l'astragale ; le cuboïde s'est subluxé sur le calcanéum en remontant et en perdant lui aussi tout rapport avec l'extrémité antérieure de cet os.

Alors la détorsion de la plante fut faite, en apparence du moins, et j'ai pensé avoir là un exemple vrai de ce que doit produire sur la médio-tarsienne le redressement forcé orthopédique, réduction apparente, illusoire, et très certainement momentanée, sauf contention longue et difficile.

Le résultat eût été illusoire en effet, sur le vivant, parce que tout le massif postérieur astragalo-calcanéen, celui par lequel se transmet le poids du corps, demeurait malgré tout vicié dans sa forme et dans son orientation.

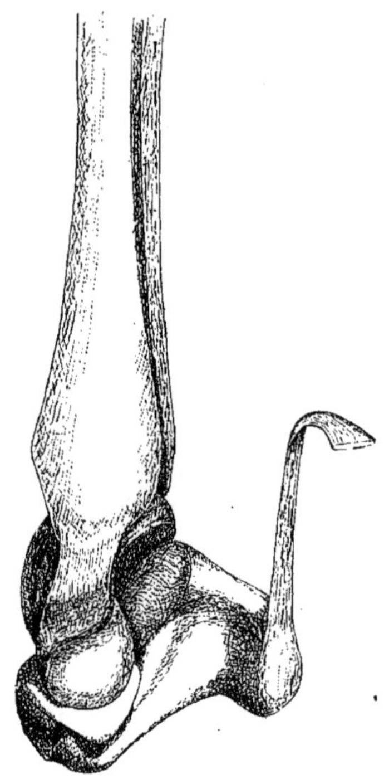

Fig. 25.

Il n'eût été que momentané, à moins d'appareil contensif longtemps appliqué, parce que le cuboïde et le scaphoïde subluxés étaient dans une position instable, ayant perdu tout contact avec l'astragale et le calcanéum.

3° *Articulation astragalo-calcanéenne.* — Je me suis ainsi convaincu que sur ce pied bot au moins, il fallait arriver à corriger la situation vicieuse au niveau de cette articulation, si l'on voulait obtenir une correction durable.

Pour obtenir une telle correction il fallait mobiliser ces deux os l'un sur l'autre.

J'ai donc sectionné le ligament interosseux, ne laissant intactes que les fibres les plus internes, celles qui centrent le mouvement de pivot de l'un des os sur l'autre.

Aussitôt, mobilisant à ma volonté ces deux os, j'ai pu faire pivoter l'astragale de façon à porter son extrémité antérieure en dedans au contact du scaphoïde, corrigeant ainsi en même temps la torsion de la jambe, car le bord antérieur de la malléole tibiale s'est trouvé du coup orienté en avant. J'ai pu d'autre part faire pivoter le calcanéum en sens contraire, de façon à porter son extrémité antérieure en dehors au contact du cuboïde.

Dans ce mouvement, la petite apophyse du calcanéum est venue se placer sous la tête de l'astragale pour la soutenir (fig. 25).

J'ai pu corriger ainsi complètement l'enroulement et l'équinisme. Le résultat eût été, je crois, durable, car les os réduits en bonne position étaient cependant au contact.

B) Pied gauche.

Le pied gauche présente des lésions identiquement semblables. Je l'ai réduit à son squelette, j'ai ouvert l'articulation tibio-tarsienne et la médio-tarsienne en ne laissant intacts que deux ligaments :

Le calcanéo-cuboïdien, et l'astragalo-calcanéen interosseux.

La réduction est impossible.

C'est la contre-épreuve.

Je conserve cette pièce ainsi.

Fœtus n° 3 (7 à 8 mois).
Double pied bot varus équin congénital.
Double main bote.

A) Pied droit.

a) Aspect général. — La déviation est aussi accentuée que dans l'observation précédente.

L'avant-pied forme avec l'arrière-pied un angle aigu. La tête astragalienne fait saillie sur la face dorsale du pied.

L'équinisme paraît peu accentué.

Il existe un léger degré d'enroulement de la plante.

b) Essai de réduction avant dissection. — Bien que ce pied bot fût assez accentué, je suis étonné de la facilité avec laquelle je mobilise l'avant-pied, soit que je cherche à corriger, soit au contraire que je veuille accentuer l'attitude vicieuse.

Il est aussi facile de réduire le varus que de pousser le scaphoïde au contact même de la malléole tibiale.

c) Muscles. — Leur dissection n'enseigne rien de nouveau. Je puis constater qu'ils ne s'opposent en aucune façon à la correction du varus.

d) Essai de réduction le pied étant réduit au squelette et aux ligaments. — Il m'est alors facile de constater que la réduction obtenue se fait non au niveau de l'articulation médio-tarsienne, mais plus en arrière, au niveau de la partie moyenne du calcanéum, comme si cet os fracturé laissait son extrémité antérieure mobile avec l'avant-pied.

e) Squelette.

1° *Péroné et tibia.* — L'extrémité inférieure de ces deux os présente la même orientation que dans la précédente observation, le péroné est nettement en recul sur la malléole tibiale.

2° *Astragale.* — Il est formé de deux ébauches cartilagineuses, de deux noyaux, l'un pour le corps, l'autre pour la tête, réunis entre eux par du tissu fibreux au niveau du col.

La *tête* est angulaire, pointue, aussi déformée que sur les pieds bots du fœtus n° 1.

Le *corps* de l'astragale déborde la mortaise tibio-péronière en avant. Sa face supérieure présente d'une façon encore plus accentuée l'orientation que j'ai décrite au sujet du fœtus n° 2. Elle est inclinée en bas et en dedans (fig. 26).

3° *Calcanéum.* — Il est formé comme l'astragale de deux noyaux cartilagineux réunis par du tissu fibreux au niveau de la partie moyenne du corps de l'os.

Je ne saurais dire si une pareille disposition est chose commune; n'ayant pas à m'occuper ici du développement des os du

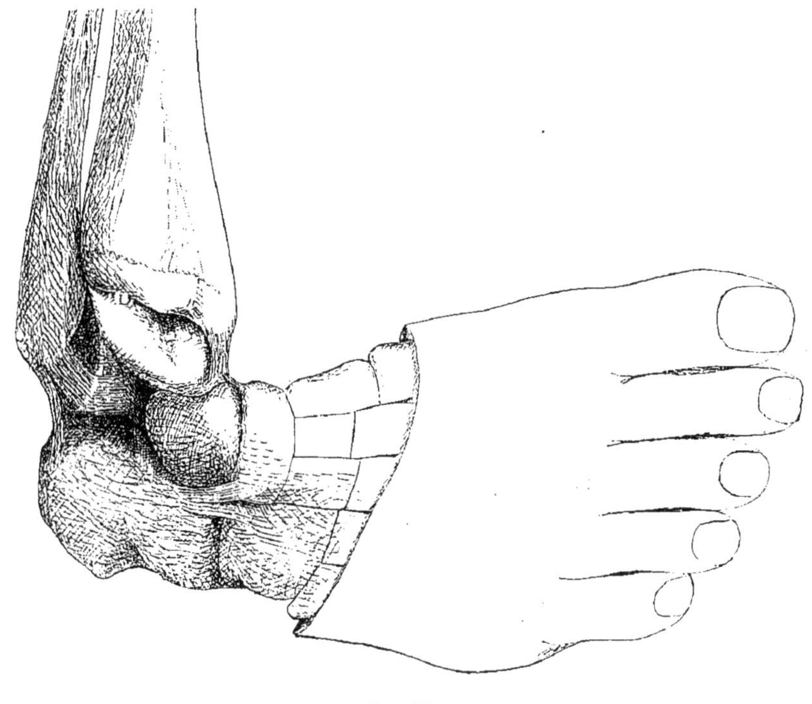

Fig. 26.

pied, je n'ai pas fait de recherches sur ce point. Rambaud et Renaut ne le mentionnent pas.

Cette double ébauche mise à part, la calcanéum présente les mêmes caractères que dans l'observation du fœtus n° 2.

4° *Scaphoïde.* — Sa forme est normale. Il est nettement luxé en dedans et répond à la face interne de la tête pointue de l'astragale.

5° *Cuboïde.* — Sa situation seule est anormale.

f) LIGAMENTS. — INFLUENCE DE LEUR SECTION DANS LE REDRESSEMENT DE CE PIED BOT.

Réduction du varus. — Elle était obtenue complète et facile avant toute dissection du pied ; en réalité, elle n'était qu'apparente puisque, malgré la correction, le scaphoïde et le cuboïde demeuraient en position vicieuse ; elle était réelle cependant, car, grâce à la mobilité de l'extrémité antérieure du calcanéum et de la tête de l'astragale, le cuboïde pouvait remonter en dehors du scaphoïde déroulant la plante, tandis que le scaphoïde s'abaissait.

On obtenait, grâce à cette disposition anatomique, un résultat analogue à celui donné par la section du ligament calcanéo-cuboïdien dans l'observation du fœtus n° 2.

L'intérêt que j'attache à cette pièce est qu'elle montre bien l'importance capitale de la mobilisation complète de l'avant-pied, si l'on veut obtenir une réduction.

La section du ligament calcanéo-cuboïdien eût été inutile pour réduire ce pied bot, parce que, la mobilisation se faisant en arrière de lui, il n'agissait pas, sa rétraction était inefficace.

B) PIED GAUCHE.

Tout est semblable, sauf deux points :

1° L'astragale n'est formé que d'une seule ébauche cartilagineuse ;

2° La tête de l'astragale n'est pas pointue, elle est presque ronde.

Grâce à la pseudarthrose du calcanéum qui annihile l'action du ligament calcanéo-cuboïdien, il est possible de dérouler la plante.

Cependant le varus n'est pas complètement corrigé ; pour obtenir une correction complète, il faut sectionner les ligaments astragalo-scaphoïdiens internes, c'est-à-dire rendre au scaphoïde sa mobilité.

Sur ces deux pieds bots enfin, en raison de l'orientation du corps de l'astragale, surtout accentuée sur le pied gauche, la réduction complète (varus et équinisme) n'a été obtenue qu'après section du ligament interosseux. Je n'en développe pas les raisons, l'ayant fait à propos du fœtus n° 2.

4° Le pied bot osseux acquis.

Le pied bot osseux existe quand le pied bot musculaire ou ligamenteux congénital a achevé le cycle de son évolution, c'est-à-dire lorsque les lésions du squelette se sont constituées; elles

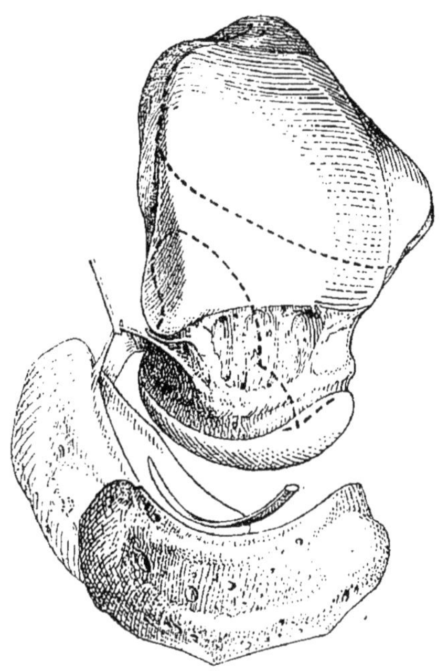

Fig. 27. — L'astragale et le scaphoïde gauches vus à pic. — Des lignes pointillées indiquent les contours des surfaces articulaires sous-astragaliennes qui reposent, derrière et devant le tunnel, sur le corps et sur le sustentaculum du calcanéum. Sur le col, encadrant la fossette criblée sus-cervicale, se voit le collier se partageant en dehors pour laisser libre le contact du joug annulaire, s'élargissant et reculant en dedans où l'on voit trace de l'insertion de la capsule tibiale et une partie de la capsule astragalo-scaphoïdienne érignée. Celle-ci incarcère une grande partie du col sur laquelle les mouvements forcés tendent à pousser le scaphoïde.

n'atteignent habituellement leur complet développement que quand l'enfant a marché.

Le pied bot osseux acquis est pour moi synonyme du pied bot invétéré dont les lésions squelettiques sont bien connues.

Aussi me bornerai-je à les énumérer en reproduisant les dessins qu'en donne Farabeuf dans son *Manuel de Médecine opératoire.*

Je tiens surtout à montrer que ces lésions ne diffèrent pas essentiellement de celles que je viens de décrire sur les pieds bots de fœtus.

1° ASTRAGALE. — a) *Corps*. — La partie antérieure du corps de l'astragale que la chape tibio-péronière n'a jamais embrassée ni

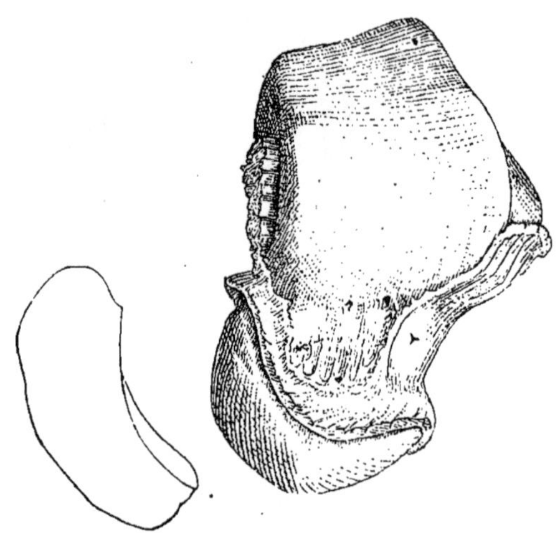

FIG. 28. — Face dorsale d'un astragale gauche d'enfant extirpé d'un varus équin avec l'esquisse d'un scaphoïde dessiné à distance mais dans l'attitude où il était.

Du collier qui entoure le col on voit se détacher la capsule astragalo-scaphoïdienne très forte, épaissie, dans sa partie dorsale externe.

La tête est nettement divisée en deux territoires, l'un frontal, c'est-à-dire tourné en avant comme à l'état normal, non encore dépoli quoique abandonné par le scaphoïde; l'autre, étendu par le frottement de cet os jusque sur la face interne du col, est antéro-interne, plus interne qu'antérieur. La trochlée est de même partagée en deux parties : la postérieure seule supportait la pression des os de la jambe; l'antérieure est couverte de filaments arachnoïdiens qui la font adhérer à la capsule antérieure forte et distendue. Celle-ci présente ses attaches ordinaires au collier qui cernent la fosse criblée sus-cervicale et rejoignent en dedans et en dehors les ligaments latéraux. Sur le bord externe du col, une surface polie * témoigne de l'existence d'un joug assez puissant. Aux débris ligamenteux qui se voient devant le tubercule prémalléolaire externe, on reconnaît l'hypertrophie ordinaire du ligament péronéo-astragalien antérieur.

couverte, ou qu'elle ne couvre plus depuis longtemps, est devenue trop large pour l'écartement des malléoles, et trop haute pour la longueur des ligaments.

1° Trop large : « Devant le péroné rejeté en arrière existe la cale prépéronière de Ch. Nélaton, qui arrête le bord antérieur de la malléole externe dans la flexion du pied. »

2° Trop haute : « Devant la partie postérieure du corps écrasé par la pression du tibia, la poulie astragalienne se relève, s'étale, formant une légère marche transversale, souvent inappréciable, mais néanmoins suffisante pour arrêter ou gêner le bord antérieur de la mortaise tibiale sollicité de venir à la place qu'il devrait occuper en avant. »

b) *Tête et col.* — La tête est pointue, elle regarde encore en

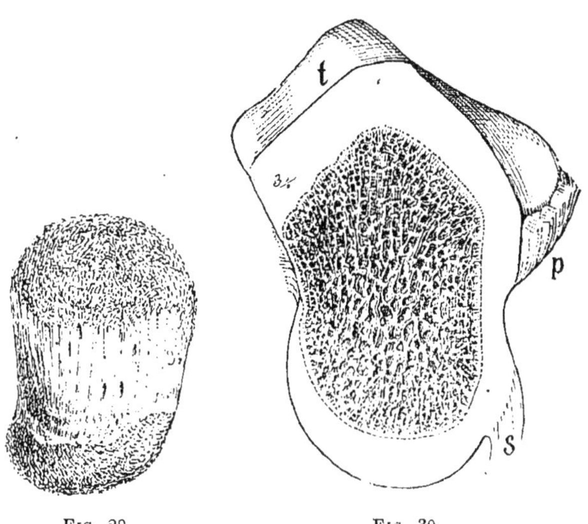

Fig. 29. Fig. 30.

Noyau osseux décortiqué, vu en dessus (29) d'un astragale gauche bot de 3 ans et demi. Ce noyau, dont l'extrémité antérieure remplissait la tête très déformée, au point de n'être plus couvert que par 2 mm. de cartilage, est déformé lui-même.
Au contraire, sur la figure 30, un autre astragale bot de même côté et de même âge, a poussé droit dans un gros corps cartilagineux pourtant bien coudé.

avant par sa surface articulaire primitive, je dirais volontiers normale, mais qui se trouve abandonnée depuis longtemps par le scaphoïde.

La surface articulaire vraie en rapport avec le scaphoïde subluxé en dedans est devenue interne, envahissant le col (fig. 27 et 28).

« De telle sorte », dit Farabeuf, « que l'on dirait de prime abord que la tête s'est inclinée en dedans de 60 à 90 degrés, étirant son col en dehors, l'effaçant complètement en dedans. C'est une apparence qui a trompé bien des gens (fig. 29 et 30). »

4

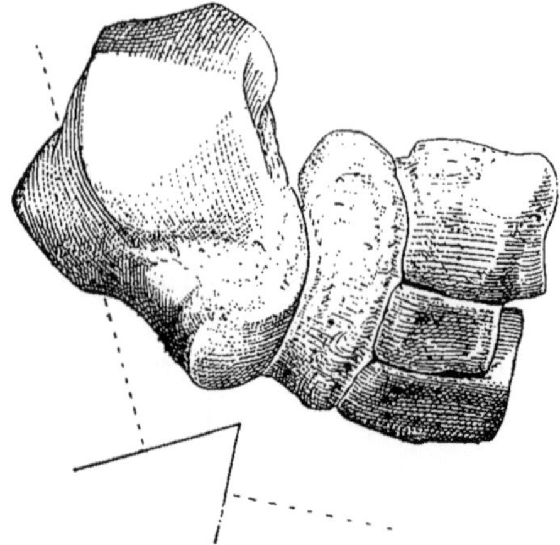

Fig. 31. — Face dorsale de l'astragale, du scaphoïde et des cunéiformes de pied bot droit varus équin invétéré de l'adulte, pour montrer les déformations de l'astragale, la subluxation scaphoïdienne qui découvre la partie frontale de la tête, la coudure du bord interne du pied qui en résulte, et l'angle du coin à enlever pour obtenir un redressement stable. Les deux côtés de cet angle, les deux traits de scie, les deux coups de ciseau, comme on voudra, sont représentés par deux lignes pleines qui doivent être et sont perpendiculaires, l'une à l'axe pointillé de l'astragale, l'autre à l'axe également pointillé du métatarse.

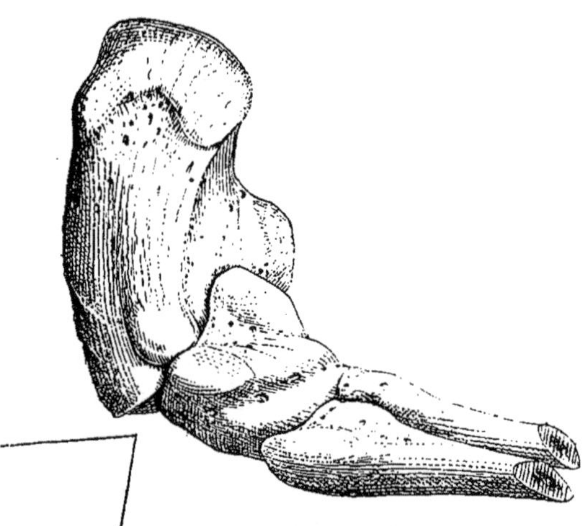

Fig. 32. — Face plantaire du calcanéum, du cuboïde, et des deux derniers métatarsiens de pied bot gauche, pour faire voir le déplacement du cuboïde dont l'éperon use le dessous et l'avant du sustentaculum, et la coudure du bord externe du pied, dans le varus invétéré de l'adulte. Le redressement stable exigerait l'ablation du coin figuré dont les faces sont perpendiculaires, l'une à la direction du calcanéum, l'autre à la direction des métatarsiens.

2° SCAPHOÏDE. — Normal dans sa forme, tout au plus un peu comprimé, anormal surtout dans sa situation : « concave, placé comme une calotte devant le condyle céphalique astragalien, il glisse en bas et en dedans, suivant une trajectoire légèrement spiroïde qui relève la tubérosité et la conduit sous la malléole tibiale quand le mouvement dépasse ses limites physiologiques comme dans le pied bot (fig. 31) ».

3° CUBOÏDE. — Toujours allongé, anormal dans sa situation : « Sa surface en selle, adaptée à la trochlée calcanéenne, pousse son éperon en bas et en dedans. » Quand le mouvement va plus loin, ce qui se passe dans le pied bot : « l'éperon remonte jusqu'à user le dessous de la petite apophyse du calcanéum, comme la tubérosité scaphoïdienne remonte vers la malléole interne (fig. 33) ».

4° CALCANÉUM. — Grande apophyse allongée, incurvée de dedans et en bas, faisant une notable saillie en avant de l'astragale.

La gorge articulaire cuboïdienne est portée en dedans ; son obliquité devient plus grande et se rapproche de l'horizontale.

CHAPITRE III

TRAITEMENT

J'espère qu'il se dégagera, pour celui qui aura lu la partie anatomique de ce travail, un ensemble de connaissances qu'il est indispensable d'avoir exactement présentes à l'esprit, si l'on veut juger la valeur du traitement du pied bot varus équin congénital de l'enfant, tel que je le conçois.

Il s'en dégagera tout d'abord cette notion fondamentale que c'est en s'appuyant sur l'anatomie qu'il faut établir aujourd'hui les grandes lignes d'une intervention chirurgicale.

Je diviserai ce chapitre de la façon suivante :

1° *De l'aphorisme de Sayre.* — Ce qu'il est permis de penser de la valeur du traitement hâtif du pied bot.

2° *Diagnostic clinique de chaque variété de pied bot et conduite à tenir à leur égard au cours de la première année.*

3° *Traitement chirurgical du pied bot invétéré.*

§ 1er. — De la valeur de l'aphorisme de Sayre.

Sayre a dit, et l'on répète volontiers après lui :

« Je reconnais parfaitement au médecin présent à l'accouchement le droit de songer d'abord à la délivrance et de s'occuper de la bonne installation de son accouchée, mais il doit aussitôt après s'occuper de la difformité du pied et en commencer le traitement avant de sortir de la maison. »

On s'accorde généralement à ne voir là qu'une boutade, — boutade ou non, le fond de la pensée de Sayre est qu'on ne saurait commencer trop tôt le redressement du pied bot congénital.

Posée d'une façon aussi générale, j'estime que cette idée est fausse. Je vais même plus loin, elle est dangereuse, car elle entraîne à des échecs certains.

Je pense avoir établi dans les pages qui précèdent qu'il peut exister à la naissance deux variétés de pieds bots : le pied bot osseux congénital et le pied bot musculaire. Or il me semble que l'une doit être laissée parfaitement tranquille tandis que l'autre doit être traitée immédiatement.

Le pied bot musculaire type est anatomiquement très rare ; le plus souvent, à la naissance, le pied bot est en pleine évolution et l'appareil fibreux du pied prend déjà sa part dans l'irréductibilité.

Aussi, dans la majorité des cas, je crois qu'il faudra savoir attendre.

Les objections à une pareille façon de voir ne me feront pas défaut.

On me dira que c'est méconnaître bien légèrement la tendance indiscutable que tout pied bot abandonné à lui-même présente à s'aggraver chaque jour davantage, que c'est vouloir de propos délibéré rendre l'intervention plus difficile, puisque, plus on attendra, plus les ligaments seront rétractés, plus le squelette sera déformé, plus les muscles seront atrophiés.

Je pense que ces objections n'ont aucune valeur s'il s'agit d'un pied bot osseux congénital, puisque j'ai pu montrer que le moule cartilagineux de chaque os tarsien pouvait présenter dans cette variété, dès la naissance, le maximum des lésions connues. Par conséquent, elles ne paraissent pas pouvoir s'aggraver.

Farabeuf a en outre démontré que le noyau d'ossification poussait droit, du moins durant les premiers temps, qu'il ne se déformait qu'en atteignant la périphérie du cartilage.

Une telle constatation donne toujours la possibilité d'attendre quelques mois à ceux qui pourraient craindre de se trouver, au moment de la réduction, en présence d'un squelette osseux déformé.

Quant aux ligaments rétractés et qui ne travaillent pas (ils sont rétractés précisément parce qu'ils sont relâchés), je doute qu'ils prennent beaucoup de force durant cette attente.

Enfin, ce n'est pas la temporisation dans la réduction qui fera que les muscles s'atrophieront : ils sont ou non atrophiés dans le pied bot, et quand ils le sont, ils le demeurent longtemps, même après le redressement le plus parfait.

C'est même là un des plus grands soucis de celui qui cherche moins à rendre aux pieds bots toute leur plastique qu'à donner à l'enfant un bon point d'appui, dont il puisse se servir utilement.

Or, les observations sont nombreuses de pieds bots redressés dont l'enfant ne peut se servir aussi correctement qu'il devrait, parce que ses muscles demeurent atrophiés.

Je pense donc qu'il faut savoir attendre quand on se trouve en présence d'un pied bot osseux congénital.

En est-il de même pour un pied bot ligamenteux?

Ceux que le massage forcé redresse, dit-on, si bien, si facilement?

Laisser évoluer un pied bot sans même essayer d'intervenir, parce qu'à la naissance il est déjà pied bot ligamenteux, paraîtra à beaucoup bien difficile à admettre.

Les objections précédentes travaillant leur esprit, les rendront hésitants, je m'en rends parfaitement compte, et incapables de résister aux craintes de parents encore moins capables de comprendre l'utilité d'une pareille attente.

A ceux-là je conseille simplement de lire les résultats publiés par Vincent.

On m'accordera volontiers, en effet, que parmi ceux qui sont passés maîtres dans l'art de redresser les pieds bots par le massage, Vincent est entre les premiers.

Or, voici les résultats qu'il a obtenus :

27 insuccès pour 16 succès sur 43 cas.

Tous les petits malades de Vincent ont été opérés par : « section du tendon d'Achille, de l'aponévrose plantaire et des tissus résistants de la face postéro-interne du pied, par massage forcé manuel, attelles plâtrées, appareil orthopédique. »

C'est plus que n'en font la plupart des chirurgiens, et cependant le résultat brutal est le suivant :

Récidive à plus ou moins grande échéance; nouvelle intervention à l'âge de trois, quatre ou cinq ans, par massage forcé, tarsoplasie, ostéotomie ou ostéoclasie, et guérison alors définitive le plus souvent.

Des opérations plus graves : redressement forcé, ostéoclasie, disjonction épiphysaire, voire même tarsoplasie, ne donnent guère de meilleurs résultats dans le cours de la première année. De sorte qu'en définitive Vincent conclut :

« Au début de notre majorat, nous avons opéré de bonne heure, comme le conseille Redard, comme le faisaient nos devanciers à la Charité. Nous avons bientôt constaté que chez nos opérés de la première enfance, il était bien difficile de placer exactement les appareils orthopédiques..... En thèse générale, je crois qu'on fait œuvre plus utile et plus durable en attendant que l'enfant ait de trois à quatre ans. »

Je regrette que Vincent ne se soit pas attaché à diviser plus exactement au point de vue anatomique et clinique les 204 observations qu'il a recueillies.

Cela eût été d'un bien grand intérêt. Je ne serais pas étonné, en effet, si les enfants qu'il a opérés avec succès dans le cours de la première année n'eussent tous présenté des pieds bots musculaires.

De ce qui précède je conclurai de la façon suivante. Loin de dire avec Sayre : Il faut se hâter d'intervenir, je dirai : il faut redouter une intervention trop hâtive qui ne conduit le plus souvent qu'à un échec immédiat.

Aussitôt que l'on aura reconnu que, pour redresser un pied bot varus équin congénital, il faudra rompre des ligaments, soit à la main, soit à l'aide d'un appareil, ou les sectionner au bistouri, mieux vaudra attendre.

A plus forte raison si le squelette est en jeu et si sa déformation nécessite un modelage ou une tarsectomie.

A une pareille conduite je vois des avantages multiples dont un et non des moindres est qu'un enfant croît mieux et devient plus rapidement robuste s'il n'est pas soumis à des chloroformisations multiples, si on ne lui impose pas la souffrance d'appareils variés qui la plupart du temps, si compliqués soient-ils, ne servent absolument à rien, parce qu'ils ne peuvent être maintenus.

Que l'on demande aux accoucheurs et aux médecins si la première condition, pour qu'un enfant se développe, n'est pas qu'il soit libre de remuer à son aise, libre dans ses premiers mouvements.

Or, bientôt il va falloir intervenir, et la première condition pour que cette intervention réussisse est que l'enfant soit plein de santé et de force.

Mais, pour tenir une pareille conduite, il faut savoir dès la naissance diagnostiquer d'aussi près que possible les cas que l'on peut traiter immédiatement, ceux que l'on doit réserver à plus tard.

Cela est possible : « à quiconque sait l'anatomie et le mécanisme du pied ».

C'est ce que je vais tâcher de préciser dans les pages suivantes.

J'en profiterai pour indiquer quelle conduite il faut, je crois, tenir, depuis le jour de la naissance jusqu'au jour de l'intervention chirurgicale définitive, en envisageant successivement les trois variétés de pieds bots, musculaire, ligamenteux, osseux congénital et osseux acquis.

§ 2. Diagnostic clinique de chaque variété de pied bot et conduite a tenir a leur égard au cours de la première année.

J'ai eu l'occasion, durant mes deux années d'internat, à l'hôpital des Enfants-Malades, et à l'hospice des Enfants-Assistés, d'examiner à la consultation de nombreux pieds bots ; plusieurs nous étaient apportés dès le jour de la naissance. J'ai appris ainsi à reconnaître quelle différence existait entre ces différentes variétés de pieds bots dès les premiers jours de la vie.

I. **Pied bot musculaire.** — a) *Diagnostic.* — Le pied bot musculaire type le plus facile à diagnostiquer est le pied bot varus sans équinisme ; il se caractérise par ce fait qu'on le réduit complètement sans grande difficulté.

Dans les cas les plus bénins où la tonicité musculaire est seule en jeu, par prédominance des muscles adducteurs sur leurs antagonistes, on obtient la réduction presque sans aucun effort.

Elle est un peu plus pénible s'il y a contracture.

e peut être difficile et même impossible à obtenir complète ;diatement s'il y a déjà rétraction musculaire.

is, même dans ce dernier cas, on sent que le résistance à :re est élastique, et pour peu qu'on en ait l'habitude on la 'encie aisément de la résistance qu'opposent le squelette mé ou les ligaments rétractés.

ujours on sent le scaphoïde revenir en place; l'astragale peut,)ar le scaphoïde, être en adduction dans sa mortaise, et sa tête faire saillie sur le dos du pied, mais, fait capital et caractéris-, la réduction du varus réduit le scaphoïde devant l'astragale stragale dans la chape tibio-péronière, parce que les liga-s ne sont pas encore entrés en jeu.

l y a équinisme combiné au varus, le diagnostic est plus at, car on ne peut vaincre à la main la rétraction du tendon iille.

, le calcanéum, sous la poussée de ce tendon, maintient le ïde qui tient le scaphoïde, cela fait un bloc dont on ne peut :re la résistance, et qui pourrait faire croire à des résistances ienteuses ou squelettiques tant que la section du tendon iille n'aura pas rendu au calcanéum sa liberté de mouvement.

Conduite à tenir à la naissance. — La section du tendon d'A-: s'impose donc pour peu qu'il y ait rétraction.

:st par cette section sous-cutanée que mon maître, le Dr Brun, nençait toujours la cure des pieds bots, se plaisant à nous faire ;ater le bénéfice que l'on pouvait en tirer.

. fera également, s'il est nécessaire, la ténotomie du jambier 'ieur, du jambier postérieur, voire même de l'aponévrose ;aire; il y a grand bénéfice à pratiquer ces petites interven-, le cas échéant.

plus souvent il suffira ensuite de faire jouer chaque jour les ulations du pied et de masser les muscles de la jambe pour iir une correction définitive, et cela sans le secours du moin-.ppareil de contention toujours parfaitement inutile, pour la n bien simple qu'il est toujours impossible de le maintenir à ge en position utile.

mportant est moins, en effet, de s'obstiner à chercher une

contention illusoire, que d'éviter les déformations secondaires du squelette et les rétractions ligamenteuses.

Il suffit pour cela de redresser chaque jour le pied bot musculaire que l'on traite; il s'améliorera de lui-même à mesure que les muscles du valgus et de la flexion directe du pied reprendront de la force, que l'équilibre musculaire se rétablira; seul le massage méthodique, patient et continu, le fera.

On ne saurait trop insister sur ce point. Des pieds bots musculaires dont les muscles semblent avoir atteint le degré le plus extrême d'atrophie guérissent si l'on sait persévérer, si le massage est fait régulièrement.

Quand on échoue, la faute en est le plus souvent à l'insouciance des parents qui conduisent irrégulièrement leurs enfants au médecin pour les faire masser : soit qu'ils n'en comprennent pas la nécessité, soit qu'ils se fient à l'appareil orthopédique que l'on a conseillé pour maintenir la correction. Or, bien souvent, s'il n'a pas été parfaitement appliqué, l'appareil orthopédique se déplace immédiatement, ne maintient plus rien, et ne sert qu'à endormir la vigilance des parents.

Comme on peut parfaitement s'en passer, il vaut mieux le proscrire franchement.

II. **Pied bot ligamenteux.** — a) *Diagnostic.* — Il existe deux variétés de pieds bots ligamenteux; les uns sont congénitaux, les autres acquis.

Ils ne diffèrent entre eux que par une question de date : l'un existe dès la naissance, l'autre se constitue dans le cours de la première année.

Ils se trouvent réunis par ce point commun qu'ils succèdent l'un et l'autre au pied bot musculaire.

Au demeurant, leurs caractères sont semblables.

Ce sont de beaucoup ceux que l'on observe le plus souvent durant la première année, car le pied bot musculaire type est bien rare, et quand on le constate à la naissance, il faut bien peu de jours d'insouciance pour que les ligaments entrent en jeu. C'est sans doute ce qui avait rendu Sayre si hâtif dans la cure du pied bot.

Cliniquement la transition entre le pied bot musculaire et le pied bot ligamenteux est progressive, inappréciable.

Mais quand le pied bot ligamenteux est constitué, il se reconnaît à ce que, sans être irréductible comme le pied bot osseux, il ne se laisse jamais complètement réduire comme le pied bot musculaire.

Il n'est pas toujours possible cependant d'en faire le diagnostic précis ; il est facile de se laisser tromper par l'apparence d'une fausse réduction, se passant le plus souvent dans les articulations tarso-métatarsiennes.

b) *Conduite à tenir à la naissance.* — Au reste, j'estime qu'au point de vue thérapeutique, le seul auquel je me place ici, le diagnostic précis n'a que peu d'importance, car j'ai à ce sujet une opinion très ferme.

Pour peu que le pied bot résiste au redressement manuel, il faut le considérer comme pied bot justiciable seulement du traitement chirurgical et sur lequel toute autre intervention durant le cours de la première année est parfaitement inutile. Je le range donc dans la catégorie des pieds bots osseux congénitaux.

Si au contraire il semble que la réduction manuelle corrige ou puisse arriver à corriger presque complètement le varus et l'équinisme, le tendon d'Achille étant sectionné, il faut agir comme avec les pieds bots musculaires dont les muscles rétractés rendent plus difficile la réduction. Je ne saurais trop recommander le massage *manuel* dans de pareils cas.

C'est sur le scaphoïde qu'il faut se guider, si l'on parvient à le réduire devant l'astragale, c'est que le squelette n'est pas encore déformé.

S'il demeure luxé, il faut considérer le pied bot ligamenteux comme devant être opéré chirurgicalement.

J'en ai dit assez sur ce sujet pour que l'on me comprenne et je passe dès maintenant au pied bot osseux congénital.

III. **Pied bôt osseux congénital.** — a) *Diagnostic.* — Un pied bot osseux varus équin congénital, dans la majorité des cas, paraît grave à première vue, je veux dire que l'avant-pied forme avec l'arrière-pied un angle plus petit que l'angle droit. La plante regarde directement en dedans et l'enroulement du bord externe est nettement caractérisé.

La tête de l'astragale fait toujours sur le dos du pied une saillie appréciable à la vue et au toucher, et l'on sent le scaphoïde, presque au contact de la malléole interne. Il y a parfois contact absolu, dans ce cas il est impossible de sentir le plus léger sillon entre la tubérosité du scaphoïde et le bord antérieur de la malléole tibiale.

Sur le bord externe du pied, une saillie osseuse correspond au sillon creusé sur le bord interne

Cette saillie visible et tangible, parfois très accentuée, répond à l'extrémité antérieure du calcanéum, abandonnée en partie par la cuboïde.

Le talon est toujours relevé et porté en dedans : plus il est déplacé, plus il est probable que la concavité de la face interne du calcanéum est accentuée, mais il n'est pas possible de prévoir exactement ce degré d'incurvation.

Ce qui caractérise en outre cliniquement cette variété est son irréductibilité absolue. Je rappelle combien elle était prononcée déjà sur les pieds bots de fœtus que j'ai disséqués.

b). *Conduite à tenir à la naissance.* — Le plus sage est en présence d'un tel pied bot de savoir attendre.

Il est possible cependant, il est même du devoir du chirurgien de ne pas demeurer complètement inactif, et je conseillerais volontiers, en attendant l'intervention sanglante, de porter toute son attention sur l'articulation tibio-tarsienne, et sur l'appareil musculaire.

L'importance de l'articulation du cou-de-pied est considérable dans la marche. Duchenne a bien mis en lumière le rôle de la flexion dans la tibio-tarsienne sur la longueur du pas, et j'ai vu des pieds bots bien redressés qui marchaient mal parce que cette articulation ne jouissait pas d'une liberté suffisante.

On peut trouver d'autre part, dans les observations de Vincent, plusieurs cas où, malgré une légère récidive, malgré un peu d'adduction de la pointe, l'enfant marche bien. J'estime que ce bon résultat pratique est dû à la liberté de l'articulation tibio-tarsienne obtenue par la rupture des ligaments postérieurs et peut-être aussi des ligaments latéraux au cours du massage forcé.

Sur des pieds bots invétérés, M. Ch. Nélaton a décrit une cale prépéronière, ajoutant qu'habituellement la partie antérieure du corps de l'astragale augmente au point de ne pouvoir plus rentrer entre les montants de la mortaise tibio-tarsienne.

Je n'ai pas vu l'ébauche de ces obstacles sur mes pieds bots de fœtus.

Toujours le jeu de l'articulation est devenu libre aussitôt les ligaments tibio et péronéo-astragaliens postérieurs sectionnés. Aussi puis-je presque affirmer que, dans le cas de pied bot osseux congénital, et à plus forte raison de pied bot ligamenteux, la flexion dans la tibio-tarsienne est toujours possible dans certaines limites d'ailleurs variables, l'obstacle ne venant jamais que des ligaments.

Or, autant je crois parfaitement inutile de travailler la médio-tarsienne qni présente des obstacles trop complexes au redressement, autant je crois utile de porter son attention dès la naissance sur cette articulation du cou-de-pied.

Il est habituellement facile d'obtenir des mères, même les moins intelligentes, ce mouvement de flexion, si facile à exécuter, alors qu'il est à peu près impossible dans la majorité des cas de leur faire comprendre la détorsion du varus.

Le tendon d'Achille peut faire obstacle, il ne faut pas alors hésiter et en pratiquer la ténotomie sous-cutanée, opération qui ne nécessite que quelques gouttes de chloroforme ou de bromure d'éthyle, opération sans nulle gravité, si l'on sait être propre et pour peu que l'on soit chirurgien.

D'autres ténotomies peuvent être également faites, si elles sont jugées nécessaires.

Il sera même bon de profiter de cette seule et unique narcose pour faire une séance de redressement forcé dans la tibio-tarsienne.

A la suite de l'intervention bénigne que je viens de conseiller, il faut, durant une huitaine de jours, maintenir le pied en hyperflexion : une simple bande en tarlatane suffit pour obtenir ce résultat.

Il ne faudra pas craindre de mettre une bonne couche d'ouate, laisser les orteils libres et surveiller attentivement le pied. Au moindre indice de gêne de la circulation on lèverait sans hésiter l'appareil

Au bout de huit jours on peut laisser le pied libre, en continuant sans relâche la mobilisation de la tibio-tarsienne.

Le chirurgien doit en outre porter son attention sur l'appareil musculaire.

Sans vouloir aborder la pathogénie du pied bot varus équin, il m'est cependant permis de rappeler combien l'état des muscles est variable suivant les sujets. Ils sont tantôt atrophiés au maximum, tantôt d'apparence normale, et cela sans qu'il soit possible, à l'heure actuelle du moins, d'établir un rapport entre la variété anatomique du pied bot et la lésion musculaire.

L'importance de l'intégrité des muscles au point de vue du résultat éloigné de la cure du pied bot est considérable, j'ai déjà eu l'occasion de le faire ressortir. Aussi ne saurais-je trop recommander de surveiller étroitement l'état des muscles, d'ordonner des massages, des frictions, d'avoir même recours à l'électricité.

§ 3. Traitement chirurgical du pied bot invétéré.

Sous le nom de pied bot invétéré, j'ai en vue tout pied bot ayant achevé le cycle normal de son évolution et offrant, par conséquent, au redressement, un triple obstacle musculaire, ligamenteux, osseux.

C'est dire que je réunis dans une même étude le traitement des deux variétés de pieds bots, dont j'ai admis l'existence : le pied bot osseux congénital, le pied bot acquis.

Je dirai dans mes conclusions quel moment me paraît être le plus favorable pour opérer le pied bot osseux congénital.

Je veux auparavant examiner la valeur des différentes interventions chirurgicales tour à tour préconisées pour la cure du pied bot invétéré.

Je décrirai d'abord sans le moindre commentaire ces opérations, au nombre de sept :

L'opération de Phelps;
L'opération de Kirmisson;
L'opération de Felizet;
La tarsectomie cunéiforme dorsale externe;
L'astragalectomie;
L'opération de Championnière;
L'opération de Jalaguier.

1° **De l'opération de Phelps.** — En 1884, au Congrès international de Copenhague, Phelps, de New-York, présenta pour la première fois le procédé opératoire qui porte son nom.

Il entaillait à plein tranchant le bord interne du pied et faisait partir son incision à quelques millimètres au-dessus de la tubérosité du scaphoïde, en portant la pointe du bistouri un peu sur le dos du pied, de façon à trancher dès le début le tendon du jambier antérieur. Puis, se dirigeant vers la plante, il allait aussi loin que possible, coupant tout ce qui résistait : jambier antérieur, jambier postérieur, muscles adducteurs, aponévrose plantaire, ligaments du scaphoïde et du cuboïde. Dans son ardeur il sectionna même, la première fois, les vaisseaux et nerfs de la plante. C'était sans doute aller un peu loin. Il fut plus ménager dans la suite. L'opération était achevée par le redressement manuel forcé.

2° **De l'opération de Phelps modifiée par M. Kirmisson.** — Quand, en 1888, M. Kirmisson eut l'idée d'attaquer le pied bot varus par son bord interne, il ne croyait pas, de son propre aveu, avoir été devancé.

Il est juste de dire que, dès le début, M. Kirmisson apporta à l'opération de Phelps une modification importante, qui en fait une toute autre opération et méritant bien le nom d'opération de Kirmisson.

M. Kirmisson recommande, en effet, d'éviter de trop intéresser la plante et reporte davantage le début de son incision sur la face dorsale (fig. 33).

Il fait plus, il ouvre toujours d'emblée l'articulation médio-tarsienne afin de pouvoir, dans l'entre-bâillement articulaire, aller, avec un bistouri à lame étroite, sectionner aussi complètement que possible, dans la profondeur, le ligament en Y.

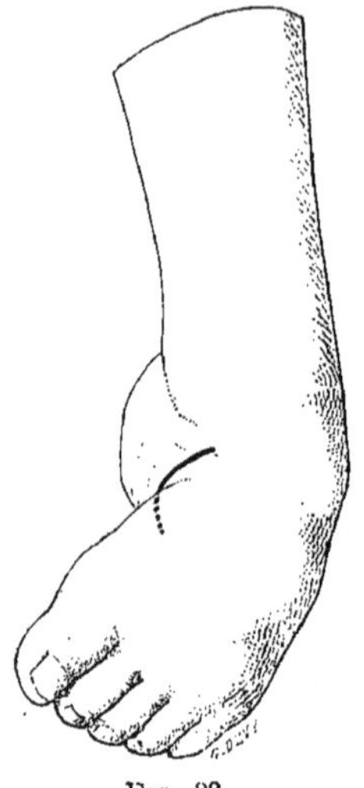

Fig. 33.

Même ainsi modifiée, cette opération est simple ; il faut seulement avoir soin, afin d'ouvrir aisément l'opération de Chopart, de tordre le pied suivant son axe antéro-postérieur, de façon à porter le bord interne en avant, faute de quoi on pénètre dans l'articulation du scaphoïde et du premier métatarsien.

3° **De l'opération de Phelps-Kirmisson modifiée par M. Félizet.** — M. Félizet préconise, lui aussi, l'incision du bord interne du pied ; il la fait verticale comme M. Kirmisson et au même niveau. Mais, au lieu d'ouvrir simplement l'articulation astragalo-scaphoïdienne, il taille en plein squelette une brèche à travers la médio-tarsienne, il achève ensuite le redressement en forçant à la main.

Dans les trois cas, si besoin est, on complétera par la ténotomie du tendon d'Achille, pour réduire l'équinisme.

4° **Tarsectomie cunéiforme dorsale externe.** — Farabeuf en donne une description complète dans son *Manuel opératoire* avec deux figures que je reproduis (fig. 34 et 36.)

Je ne donnerai de cette opération que ses grandes lignes en indiquant le but qu'elle cherche à atteindre.

L'opération de Phelps, modifiée ou non, est destinée à étendre le bord interne du pied et à corriger sans perdre de la longueur de l'organe. La tarsectomie cunéiforme consiste, ainsi que son nom l'indique, à tailler en plein tarse un coin osseux à base dorsale externe (fig. 34). A l'aide de cette perte de substance, le bord externe se redresse en diminuant de longueur.

Cette figure et les fig. 35, 37, 38, 39, 40, sont empruntées au *Traité de Technique opératoire*, par Ch. Monod et J. Vanvertz, sous presse, chez Masson, édit.

Pour que la correction soit bonne, il faut que les deux nou-

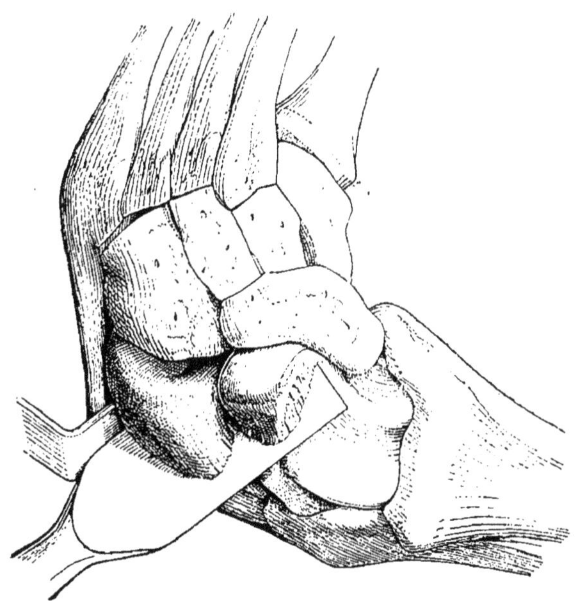

Fig. 34. — Tarsectomie cunéiforme dorsale-externe, pied gauche.

velles surfaces osseuses que l'on va mettre en rapport soient :

La postérieure perpendiculaire au calcanéum ;

L'antérieure perpendiculaire au métatarse.

Il faut en outre, à cause de la flexion, qu'elles soient légèrement obliques vers la plante. Le coin osseux enlevé devra donc être plus mince vers la plante que sur le dos.

Pour agir sans dégâts, il faut opérer entre les deux tendons du cinquième métatarsien : le court péronier et l'extenseur commun uni au péronier antérieur.

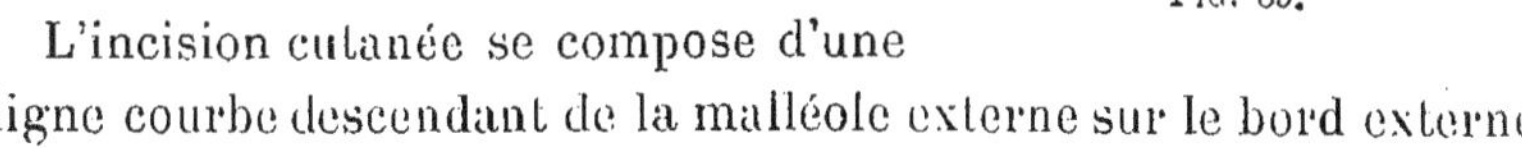

Fig. 35.

L'incision cutanée se compose d'une ligne courbe descendant de la malléole externe sur le bord externe du pied, jusque sous la tubérosité du cinquième métatarsien ; de sa concavité part une ligne droite remontant sur l'apophyse du calcanéum, non devant, pour se terminer sur la saillie de la tête astragalienne (fig. 35).

Les lambeaux étant disséqués, il faut ruginer le squelette. Fara-

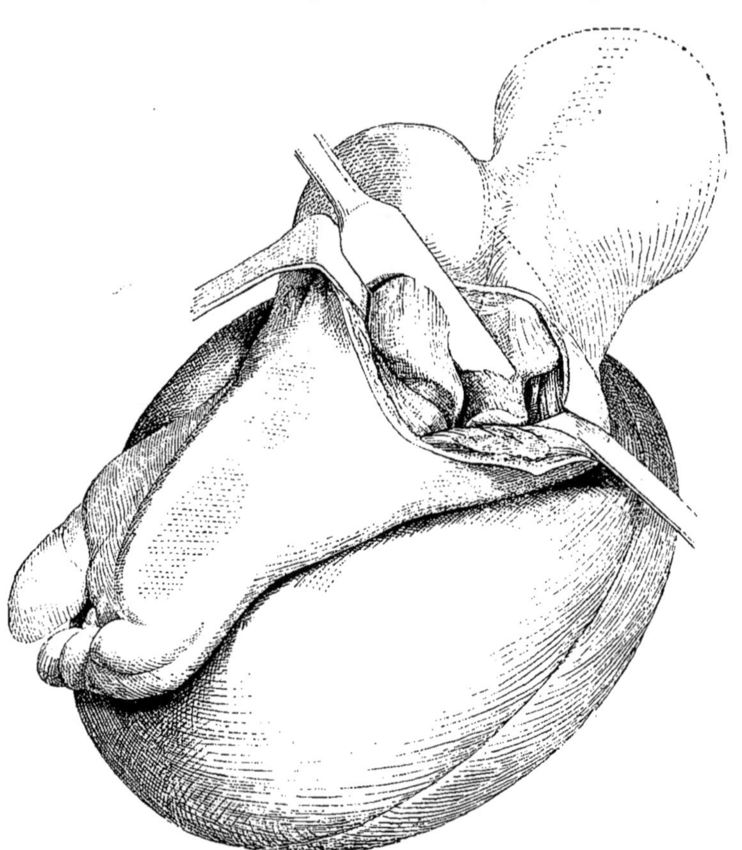

FIG. 36. — Tarsectomie dorsale externe.

beuf recommande de pousser la rugine sur la grande apophyse calcanéenne jusque dans le tunnel astragalo-calcanéen.

Du côté de la plante, la rugine est remplacée par le court bistouri à pointe rabattue : « Il est introduit à plat, dos en avant, juste sous l'interligne calcanéo-cuboïdien, entre le ligament, ici non adhérent, et l'os.

« Le tranchant regarde le talon. Par de légers mouvements de va-et-vient il a tôt fait de séparer, dans toute l'étendue nécessaire, assez minime, la masse ligamenteuse du relief calcanéen qui sert à son insertion. Tout de suite, la pointe, ramenée au droit de l'interligne médio-tarsien, s'insinue plus profondément, s'enfonce sous la tête astragalienne et sépare de la partie accessible du sustentaculum la portion scaphoïdienne du grand ligament plantaire. » On complète l'isolement du squelette, si cela est nécessaire, avec la rugine. Le coin osseux est alors taillé aux ciseaux comme l'indique la figure 36. Par la même brèche, on peut sectionner les ligaments internes et le tendon de la tubérosité du scaphoïde, ou enlever l'astragale.

5° Astragalectomie [1].

Reconnaître la saillie de la tête astragalienne, la pointe de la malléole externe, le trajet du long péronier latéral sur la face externe du calcanéum.

Premier temps. *Incision cutanée.* — Elle dessine sur la face externe du pied un lambeau à convexité inférieure (fig. 37).

Pied gauche. — A 1 centimètre en avant de la tête de l'astragale, du milieu du dos du pied faire descendre une incision qui, se dirigeant d'abord vers le bord externe du pied, se recourbe ensuite en arrière, de façon à passer au-dessous de la pointe de la malléole péronière, et remonte enfin derrière celle-ci, en suivant les tendons péroniers.

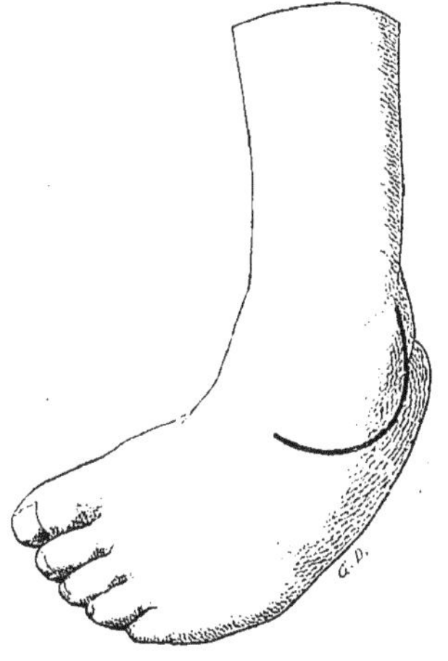

Fig. 37.

Pied droit. — L'incision est identique, mais menée en sens inverse. Elle commence au niveau du bord postérieur du péroné, à 2 centimètres

1. Je recommande sans hésiter la technique opératoire suivante, que j'ai bien des fois répétée sur le cadavre et dont j'ai pu ainsi vérifier l'extrême facilité d'exécution.

au-dessus de la pointe de la malléole, sur le trajet des péroniers, pour se terminer à 1 centimètre au-devant de la tête de l'astragale, au niveau du milieu du dos du pied.

Le lambeau ainsi limité est disséqué. Récliné en haut, il laisse largement à découvert la tête, le col de l'astragale et la malléole péronière sur toute son étendue.

Deuxième temps. *Dégagement des péroniers latéraux.* — Les tendons des péroniers sont reconnus, et, après ouverture de leur gaine, confiés à un aide, qui les écarte en bas.

Troisième temps. *Libération de la face externe, du col et de la tête de l'astragale.* — A l'aide du petit bistouri à résection et de la rugine, sectionner les ligaments péronéo-astragalien antérieur, péronéo-calcanéen, péronéo-astragalien postérieur, en glissant l'instrument, comme dans la désarticulation tibio-tarsienne, entre la malléole et le corps de l'astragale. Découvrir l'entrée du tunnel astragalo-calcanéen en désinsérant le pédieux, le ligament en fronde qui bride les tendons extenseurs, les faisceaux les plus externes du ligament interosseux calcanéo-astragalien.

Confier à un aide l'extenseur commun en le faisant écarter en haut et en dedans, afin de dégager le col de l'astragale.

Le long de cet os, en arrière, avec le bistouri glissé à plat, sectionner les fibres tibio-astragaliennes antérieures pour achever d'ouvrir en ce point l'articulation tibio-tarsienne — puis, en s'appliquant à suivre exactement le col, couper les fibres astragalo-scaphoïdiennes, et pénétrer dans l'interligne astragalo-scaphoïdien. Il importe de libérer complètement la tête astragalienne, en ouvrant largement son articulation avec le scaphoïde.

Quatrième temps. *Libération de la face inférieure de l'astragale.* — Pénétrer dans le tunnel astragalo-calcanéen, couper le ligament interosseux et, avec le bistouri glissé sous la tête de l'astragale, achever sa libération en ce sens. L'articulation astragalo-calcanéenne antérieure est ouverte en suivant l'interligne.

Cinquième temps. *Libération de la face interne de l'astragale.* — Saisir le col de l'astragale avec le davier de Farabeuf, attirer l'os en dehors, tandis que l'avant-pied renversé en dedans est porté au maximum de varus; l'astragale, sous ce double effort, se subluxe en avant et en dehors. On achève d'abord d'énucléer complètement la tête, puis on libère la face interne de l'os d'avant en arrière. Ce faisant, on coupe le puissant ligament tibio-astragalien postérieur.

SIXIÈME TEMPS. *Extraction de l'astragale libéré.* — Cette section faite, l'astragale devenu complètement libre, saisi en dernier lieu, par le corps, est facilement arraché.

6° Opération de Championnière. — *Désossement large du tarse.* — « Il ne faut s'arrêter, dit M. Championnière, que quand le redressement est un peu exagéré. Il faut que la destruction osseuse ait été telle, qu'aucun effort ne soit nécessaire pour maintenir la situation nouvelle. »

Pour cela, M. Championnière pratique d'abord l'extirpation de l'astragale, en prolongeant son incision externe jusqu'à l'extrémité postérieure du cinquième métatarsien, de façon à pouvoir enlever successivement le scaphoïde, le cuboïde, la grande apophyse du calcanéum, voire même les cunéiformes (fig. 38).

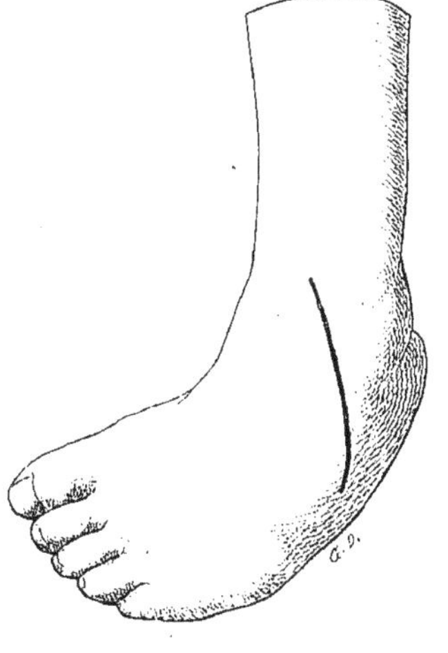

FIG. 38.

Je n'insisterai pas davantage. Car entre une tarsectomie cunéiforme suivie d'astragalectomie et une astragalectomie suivie d'une tarsectomie, il n'y a guère de différence que dans le mode de début.

7° Opération de Jalaguier[1]. — En 1890, M. Ch. Nélaton publiait dans les *Archives de médecine* un mémoire sur le pied bot invétéré.

Il terminait en disant : « Nous croyons donc pouvoir conclure : que dans un bon nombre de pieds bots invétérés, le chirurgien ne doit pas recourir à l'extir-

1. Ad. Jalaguier. Communication au Congrès de chirurgie, 1896.

pation totale d'un os tel que l'astragale ou le cuboïde, avant de s'être assuré que les résections limitées ne suffisent point à amener une correction complète et égale à celle obtenue par des délabrements plus étendus. »

Il proposait donc pour corriger le varus : 1° L'extirpation de la tête astragalienne et d'une partie de son col allongé;

2° L'extirpation d'un coin de la grosse tubérosité calcanéenne, coin de dimension variable qui forme aussi cale au cuboïde et dont l'ablation permet de reporter immédiatement en dehors l'os luxé et appuyé sur lui.

L'opération de Jalaguier n'est que la mise au point du précepte déjà formulé par M. Ch. Nélaton, savoir, que l'on peut dans la cure du pied bot limiter le sacrifice osseux.

C'est dans cet esprit que mon maître a réglé l'opération que je vais décrire. Elle est, dans ses grandes lignes, semblable à celle qu'exécute M. Nélaton sur certains pieds bots invétérés.

L'opération de Nélaton, l'opération de Jalaguier, l'une chez l'adulte, l'autre chez l'enfant, sont toutes deux essentiellement conservatrices.

M'étant exclusivement limité à l'étude du traitement chirurgical du pied bot varus équin chez l'enfant, je n'ai pas à parler de la première.

1° Appareil instrumental.

Bistouri ordinaire.

Ciseaux droits.

Pince à griffes.

Forte aiguille de Reverdin courbe.

Deux lames d'acier minces et plates taillées en biseau comme une lame de rabot.

Rugine ordinaire.

La petite spatule tranchante, courbée sur le plat, employée par Trélat dans la staphylorraphie.

Catgut, n°s 2, 1 et 0.

Pas de bande d'Esmarch.

Beaucoup de propreté ; l'asepsie est facile chez l'enfant.

2° Technique.

Premier temps. — Section sous-cutanée du tendon d'Achille, et, s'il y a lieu, de l'aponévrose plantaire.

Deuxième temps. — Après détermination précise de la situation de la tête de l'astragale et de celle du calcanéum, pratiquer sur le dos du pied une incision courbe parallèle au bord externe du pied tourné en varus (fig. 39).

Cette incision doit commencer en avant du bord antérieur de la malléole externe, passer entre la tête de l'astragale et celle du calcanéum, pour se terminer sur l'extrémité postérieure du troisième métatarsien.

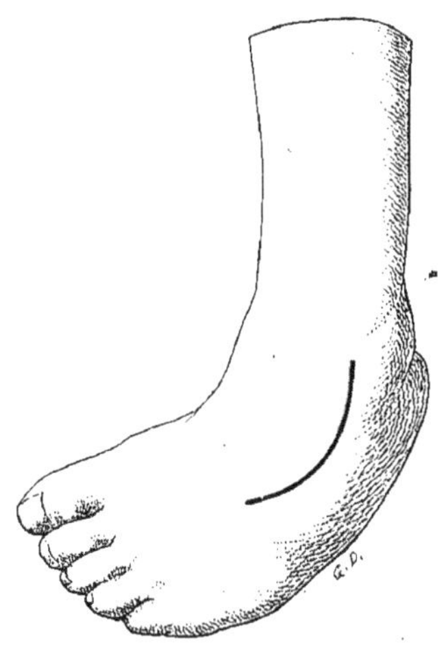

Fig. 39.

L'incision ne doit être ni trop dorsale, de façon à pouvoir aborder le calcanéum en abaissant la lèvre inférieure, ni trop reportée sur le bord externe du pied, de façon à pouvoir découvrir aisément la tête astragalienne. Son milieu doit correspondre à l'interligne médio-tarsien. Sa longueur varie suivant l'âge de l'enfant : il faut 6 à 7 centimètres pour un enfant de quatre à cinq ans.

La peau sectionnée, très mobile, se laisse aisément écarter; s'il le fallait, on prolongerait l'incision soit en haut soit en bas pour se donner du jour.

On coupe alors le corps du pédieux et on arrive sur les os.

A l'aide de la rugine ordinaire, on met à nu l'articulation scapho-astragalienne, rejetant vers un écarteur à griffes périoste et tendons.

On découvre de même l'articulation cubo-calcanéenne.

C'est à ce moment qu'à l'aide de la petite spatule tranchante M. Jalaguier cueille la tête astragalienne et résèque une partie de la grande apophyse du calcanéum.

Si le squelette est déjà ossifié, on se servirait des lames d'acier agissant comme ciseaux à froid.

On essaye alors la réduction ; si elle ne peut être obtenue complètement, on enlève en partie le cuboïde voire même le scaphoïde.

Quand le résultat paraît satisfaisant, et quand les nouvelles surfaces osseuses sont devenues congruantes, on unit cuboïde à calcanéum à l'aide d'un catgut n° 2.

Puis recherchant le muscle pédieux, on le raccourcit en fixant, au moyen d'une suture en bourse, la partie moyenne du corps du muscle au périoste et à ce qui reste des insertions postérieures de ce muscle.

Le résultat est bon quand le pédieux, une fois suturé et raccourci, les orteils demeurent redressés, et particulièrement le premier.

La peau est suturée par quelques points de catgut n° 0.

3° Pansement. — Pansement sec maintenu par une bande de tarlatane. En la roulant, on commence déjà à mettre le pied en bonne position.

On met ensuite un plâtre, et, pendant qu'il sèche, le pied est tenu en hypercorrection.

Je ne saurais trop insister sur ce temps de l'opération, il est souvent négligé ou mal exécuté, de là un échec qu'il eût été facile d'éviter.

Pour bien maintenir un pied d'enfant en hypercorrection, il faut embrasser la plante de la paume de la main :

Main gauche : pied droit.

Main droite : pied gauche.

Et tandis qu'avec le talon de la paume on agit sur le bord externe du pied maintenu en hyperflexion, les doigts, accrochant le bord interne, corrigent l'adduction de l'avant-pied.

Il faut y apporter une attention soutenue et se rendre compte, surtout au début, que la correction cherchée est obtenue.

Souvent, au début, on fait de très grands efforts sans résultat réel ; il y a là un tour de main que seule la pratique vous apprend.

Une fois le plâtre sec, il faut défaire la bande en toile ; puis, sur le cou-de-pied, couper la bande de tarlatane jusqu'à la ouate, sans craindre de débrider largement. On desserre ensuite les deux lèvres de l'appareil plâtré au niveau de la face antérieure du cou-de-pied *surtout la lèvre externe.*

Sans cette précaution, une escarre est vite formée, faisant perdre complètement tout le bénéfice obtenu par l'opération.

Si l'on a su être propre et s'il n'y a pas eu d'escarre, les suites sont simples :

Quinze jours après environ, un nouveau plâtre est appliqué sous chloroforme, en profitant de l'anesthésie pour accentuer encore la correction.

L'appareil plâtré est maintenu un mois, puis l'enfant porte un soulier renforcé ; au bout d'un an, il marche avec un soulier ordinaire.

DISCUSSION

Quand on songe à la multiplicité des obstacles qu'un varus équin peut offrir à la réduction, on ne sera pas étonné si je refuse catégoriquement d'opter en faveur d'une des interventions que je viens de décrire.

Car si ce qu'enseigne l'anatomie est vrai, il faut s'attendre, quand on s'attaque à un pied bot invétéré, à des résistances provenant, soit de la médio-tarsienne, soit de l'astragalo-calcanéenne, soit de la tibio-tarsienne.

Je me demande alors ce que peut bien faire l'opération de Phelps sur le ligament interosseux astragalo-calcanéen, l'astragalectomie sur le ligament de la plante.

Cependant, la majorité des chirurgiens, ayant choisi l'un de ces procédés, s'y tiennent d'une façon presque absolue, pratiquant l'opération de leur choix, à l'exclusion de toute autre, sans se préoccuper s'il est possible par cette intervention seule de s'attaquer utilement à tous les obstacles que peut offrir un pied bot à la réduction.

Quelques-uns cependant font exception à la règle ; mais souvent ils ne tentent des procédés qui ne sont pas le leur que pour pouvoir les critiquer plus aisément.

Tel qui préconise le Phelps essayera un jour l'astragalectomie sur un pied bot, et, s'il échoue, en rendra responsable le procédé opératoire, sans penser que, dans ce cas peut-être, l'obstacle venait précisément de la médio-tarsienne à laquelle il s'est gardé de toucher.

C'est, je crois, cette façon de faire, qui est la cause première de la plupart des échecs et qui a fini par discréditer la chirurgie en matière de pied bot, tandis qu'un courant très net se dessinait durant ces dernières années en faveur de la méthode orthopédique.

Certes, je rends volontiers hommage aux hommes de la valeur de Delore, de Vincent, de Redard, et je suis convaincu que leur méthode peut donner d'excellents résultats.

Si elle n'était pas si aveugle, si ignorante de ce qu'elle produit exactement au cours du redressement forcé, je n'hésite pas à dire que je la considérerais même comme supérieure à l'une quelconque des interventions chirurgicales considérées isolément, et cela pour cette seule raison que, théoriquement au moins, le massage forcé s'attaque à tous les obstacles qui font le pied bot invétéré.

Pratiquement, il n'en est peut-être pas tout à fait ainsi, et jusqu'à preuve du contraire, je doute que le redressement, même le mieux conduit, arrive jamais à triompher du ligament interosseux astragalo-calcanéen, ou à replacer un scaphoïde devant une tête astragalienne pointue.

Or, je crois que pour réduire au minimum les chances de récidive, la première condition est de se placer dans des conditions telles que l'on puisse, à la fin de l'intervention, affirmer d'une façon certaine que tous les obstacles à la réduction ont été brisés.

Ce n'est qu'en intervenant chirurgicalement que l'on peut avoir une pareille certitude, parce que seul le chirurgien peut voir ce qu'il fait.

Cette raison à elle seule me paraît très suffisante pour faire rejeter le massage forcé; mais il y en a d'autres.

Il me semble, en effet, d'une importance extrême, que les os, une fois corrigés, soient au contact, en rapport entre eux par des surfaces congruentes, surtout si l'on a pour but d'obtenir vite et complète une réduction définitive.

Le chirurgien peut seul affirmer qu'il obtient un pareil résultat.

Je crois donc que c'est à la chirurgie qu'il faut demander la cure rapide et immédiate des pieds bots invétérés.

Pour atteindre ce but, il faut résolument abandonner l'opération de Phelps; non que ce procédé modifié par M. Kirmisson ne puisse donner d'excellents résultats, mais parce que cette opération est fatalement limitée et ne permet pas d'agir avec toute la liberté voulue.

Que donne, en effet, l'opération de M. Kirmisson? L'ouverture large de l'articulation scapho-astragalienne, la section du ligament calcanéo-scaphoïdien et du ligament en Y.

C'est suffisant, et M. Kirmisson l'a souvent prouvé, pour réduire un varus, si la déformation de la tête astragalienne n'est pas trop accentuée, si la main achevant l'œuvre du bistouri arrive à rompre le ligament calcanéo-cuboïdien.

M. Kirmisson sait si bien que quelque chose tient du côté de la plante qu'il recommande d'aller dans la profondeur avec le bistouri. Seulement, tandis que M. Kirmisson pense que, dans l'entre-bâillement osseux, il sectionne le ligament en Y, il me semble plutôt que ce doit être le ligament calcanéo-cuboïdien.

Je ne serais même pas étonné, quand il y a récidive, que la faute en soit, dans certains cas, à ce ligament demeuré intact.

Sans nul doute, M. Félizet, en taillant une brèche à travers la médio-tarsienne, doit arriver plus facilement à intéresser le ligament de la plante.

Mais je ferai à l'opération de M. Félizet le même reproche qu'à celle de M. Kirmisson : par elles-mêmes elles limitent l'intervention chirurgicale, et, à moins de pratiquer une deuxième opération, il est impossible d'agir efficacement ni sur le calcanéum, ni sur l'astragale. Alors pourquoi faire un Phelps? Ce n'est pas, je pense, uniquement dans le but de faire sur le bord interne du pied une plaie large et béante demandant des semaines à se cicatriser ?

Je suis d'autant plus convaincu que sans nul remords on peut condamner le Phelps, que l'on peut obtenir un résultat absolument analogue en suivant la technique opératoire de M. Jalaguier.

On a pu se convaincre, en effet, dans les pages qui précèdent, que l'obstacle primordial du varus réside dans la rétraction du ligament cuboïdien.

L'opération de Jalaguier conduit immédiatement sur lui. Plus largement encore qu'avec celles de Phelps, de Félizet, de Kirmisson, on ouvre la médio-tarsienne, puisque l'on est libre de réséquer ce que l'on veut des quatre os qui composent cette articulation.

Elle a, en outre, cet avantage très important pour moi, de permettre d'atteindre très facilement le ligament interosseux astragalo-calcanéen et, s'il le faut, l'astragale lui-même.

Je préfère l'opération de Jalaguier à la tarsectomie cunéiforme dorsale externe type, parce que, ayant en vue ici le traitement du pied bot chez l'enfant, je n'oublie pas qu'il ne faut enlever du squelette que juste ce qui est suffisant, en commençant d'abord par s'attaquer aux ligaments.

C'est pour une raison semblable que je crois préférable de ne pas commencer par l'astragalectomie comme le conseille M. Championnière.

L'astragalectomie ne me paraît, en effet, indiquée que, quand tous les ligaments ayant été rompus, on constate que décidément le corps de l'astragale ne peut rentrer dans sa mortaise.

En enlevant de parti pris l'astragale dès le début de l'opération, ou en faisant une tarsectomie dorsale externe type, j'ai peur que l'on ne soit entraîné à faire souvent plus qu'il ne serait nécessaire.

C'est en tenant compte de cette discussion que je vais conclure.

CONCLUSION

Pour résumer ce travail, je vais indiquer la conduite à tenir suivant les diverses variétés que peut présenter le pied bot varus équin congénital.

1° Pied bot musculaire.

Dès la naissance, massage du pied et du système musculaire, ténotomie sous-cutanée du tendon d'Achille dès que l'enfant sera de force à supporter cette bien légère intervention.

Pas d'appareils contensifs.

Le pied bot musculaire doit guérir avec du temps et de la patience, si l'équilibre musculaire se rétablit ou si l'on parvient à triompher de la contracture. Au besoin, si celle-ci était trop accentuée, on ajouterait à la section du tendon d'Achille la ténotomie des jambiers, de l'aponévrose plantaire.

Mais elles seront toujours sous-cutanées, il n'y a pas de raison pour les faire à ciel ouvert.

2° Pied bot ligamenteux.

On est absolument autorisé à pratiquer le massage manuel de pareils pieds bots. J'ai vu dans le service de mon maître, le Dr Brun, de si bons résultats, que je ne puis que recommander le massage manuel, avec ou sans ténotomie sous-cutanée du tendon d'Achille.

Mais qu'on me comprenne bien : je crois le massage manuel chose recommandable, car il ne peut faire de mal, dans bien des cas il donne une réduction définitive, et toujours il prépare utilement l'intervention chirurgicale future. Mais je ne le crois nullement indispensable. S'il ne peut être pratiqué *régulièrement* par des mains exercées, mieux vaut y renoncer et traiter le pied bot ligamenteux comme un pied bot osseux congénital.

3° Pied bot osseux congénital.

Il faut savoir attendre en surveillant les muscles et l'articulation tibio-tarsienne. — Toute intervention hâtive est presque fatalement suivie d'une récidive.

Ce sont des pieds bots qu'il faudra opérer plus tard chirurgicalement.

Cependant on peut admettre le redressement forcé dans la tibio-tarsienne pendant le cours de la première année, parce qu'il n'y a pas besoin d'appareils pour maintenir le résultat obtenu.

La ténotomie du tendon d'Achille s'impose dans la même séance

4° Pied bot invétéré.

Je n'ai encore jamais ni pratiqué, ni vu pratiquer la technique opératoire que je vais décrire.

Mon excellent maître, le Dr Jalaguier, va la suivre à la première occasion.

Je n'hésite pas cependant à la donner, tant je suis convaincu qu'elle découle tout naturellement de ce que j'ai écrit dans ce travail.

Mais il me faut avant fixer l'âge auquel on peut intervenir.

Age de l'intervention.

Je crois qu'il n'y a qu'avantage à attendre au moins la fin de la deuxième année.

L'enfant a fait sa première dentition.

Son pied a pris un développement suffisant pour être aisément maniable.

Physiquement, il est devenu assez fort pour apprendre vite à marcher dès qu'on lui aura redressé le pied.

Technique opératoire.

Je me place bien entendu dans l'hypothèse d'un pied bot varus avec équinisme.

Après ténotomie du tendon d'Achille, on pratiquera en premier lieu l'opération de Jalaguier pour s'attaquer d'abord au varus. Mais, pensant à l'astragalectomie possible, je modifierais un peu l'incision cutanée de la façon suivante :

Premier temps. Incision cutanée.

Elle sera faite sur la face externe du pied.

Son tracé répondra à une ligne qui, partant de derrière le bord postérieur de la malléole externe, se recourbera sous la pointe de cet os, parallèlement au bord externe du pied tourné en varus, pour venir passer entre la tête de l'astragale et l'extrémité antérieure du calcanéum et se terminer sur l'extrémité postérieure du troisième métatarsien (fig. 40).

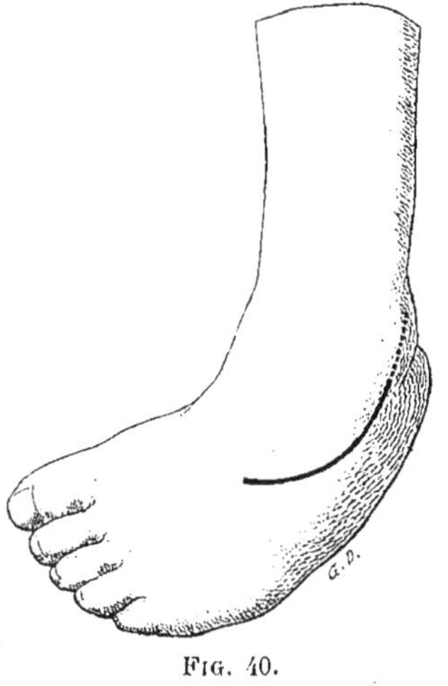

Fig. 40.

La section de la peau ne sera pas faite d'emblée sur toute la longueur de cette ligne. Commençant d'abord au-dessous et un peu en avant de la pointe de la malléole, elle ne sera conduite jusque derrière cet os que si, au cours de l'opération, l'astragalectomie est reconnue nécessaire.

Deuxième temps. Sections osseuses.

a) *Correction du varus.* — La tête astragalienne sera réséquée, mais avec mesure, si elle ne paraît pas déformée, et seulement de façon à permettre d'aborder facilement la grande apophyse du calcanéum. Il faut être moins mesuré si cette tête est déformée, se souvenant que, pointue, elle est un des obstacles à la réduction du scaphoïde.

Toujours à l'aide de la spatule tranchante on abrasera l'extrémité antérieure du calcanéum, ouvrant ainsi l'articulation calcanéo-cuboïdienne ; car dans le fond, avec la pointe du bistouri, ou mieux avec la spatule, il faut détruire le ligament calcanéo-cuboïdien.

Par la même voie on peut aller sectionner le ligament calcanéo-scaphoïdien.

On ne s'arrêtera que lorsqu'on aura la certitude que plus rien ne résiste de ce côté.

On peut essayer alors de corriger le varus : s'il n'est pas parfaitement réduit il faut se rendre compte de la situation du scaphoïde, et le libérer au besoin par la section des ligaments internes.

Se souvenant alors que l'enroulement de la plante n'est vraiment corrigé que si le calcanéum peut reculer, il faut (le tendon d'Achille étant sectionné) porter le bistouri dans le tunnel astragalo-calcanéen pour couper le ligament interosseux.

Alors le varus doit se réduire complètement.

b) *Correction de l'équinisme.* — Si l'équinisme persiste, c'est que l'astragale trop gros ne peut rentrer entre les montants trop étroits de la chape tibio-péronière ; on prolongera donc l'incision cutanée le long du bord postérieur de la malléole péronière, et l'on pratiquera l'astragalectomie telle que je l'ai décrite : mais ce sera en dernier lieu.

Car, avant tout, je voudrais enlever le moins de squelette possible et sectionner tous les ligaments.

Les sectionner, au lieu de les rompre sans voir.

Telle est la règle de conduite qui s'est dégagée pour moi de tout ce que j'ai vu, de tout ce qui m'a été enseigné.

Elle pourrait se résumer dans cette phrase : *Couper ce qu'il faut, où il faut, comme il le faut, en allant d'un obstacle à l'autre sans en oublier aucun.*

Par ce que j'ai vu dans le service de M. Jalaguier, je puis affirmer que ce procédé chirurgical aura toujours sur les procédés orthopédiques cet immense avantage : qu'ayant établi des surfaces congruentes et ayant la certitude d'avoir levé tous les obstacles, il suffira d'un mois d'appareils plâtrés pour obtenir une guérison complète sans récidive possible.

OBSERVATIONS

OBSERVATIONS

Observation I (Augustine C...).

Double pied bot musculaire varus équin congénital.

A la naissance (renseignements fournis par la mère de l'enfant).

Pied droit : déformation très peu accentuée.

Pied gauche : le bord interne est à angle droit.

A trois mois : l'enfant est présentée à M. Kirmisson, qui aurait pratiqué de chaque côté la ténotomie sous-cutanée du tendon d'Achille.

Gouttière en gutta-percha pendant un mois.

Massage trois fois par semaine, régulièrement exécuté à la consultation des Enfants-Assistés.

A quatorze mois : l'enfant est conduite à M. Jalaguier, qui a pris le service de M. Kirmisson.

Pied droit : peut être considéré comme guéri.

Pied gauche : il y a encore un léger degré d'équinisme.

Intervention (l'enfant a quatorze mois) : ténotomie sous-cutanée du tendon d'Achille du côté gauche. Massage.

Revue le 25 juillet 1899 (l'enfant a deux ans et demi).

Il n'y a pas d'atrophie musculaire.

Résultat : excellent. Les deux pieds sont absolument normaux.

Observation II (Thérèse G...).

Double pied bot musculaire varus équin congénital.

A la naissance (renseignements fournis par la mère de l'enfant).

La déviation congénitale des pieds passe inaperçue durant le cours de la première année.

A un an, on constate que l'enfant ne peut s'appuyer que sur la pointe des pieds, qui sont déviés en dedans.

La lésion paraît égale de chaque côté.

La déviation peut être corrigée à la main, mais on rencontre une assez grande résistance. Cependant parfois l'enfant corrigeait seule, et redressait elle-même ses pieds, mais l'un après l'autre, jamais ensemble.

A quatre ans, l'enfant est conduite à la consultation des Enfants Assistés.

Inspection : l'équinisme prédomine.

Intervention (l'enfant a quatre ans) : double ténotomie sous-cutanée du tendon d'Achille.

La correction du varus et de l'équin est alors obtenue facilement des deux côtés.

Double gouttière plâtrée.

Suites : Revient au bout de trois semaines : on enlève les plâtres.

Massage, chaussures renforcées.

Je n'ai pas revu l'enfant, mais par lettre la mère me dit que les deux pieds sont demeurés corrigés un an après l'intervention.

J'ai su, d'autre part, par mon ami et collègue Ombrédanne, que les deux pieds sont absolument normaux aujourd'hui.

Observation III (Armand L...).

A la naissance (renseignements fournis par la mère).

La déformation passe inaperçue à la naissance et durant tout le cours de la première année.

A un an, quand il commence à marcher, il se plaint du pied gauche, qu'il ne peut faire poser à plat sur le sol.

Très légère déviation de la pointe en dedans.

La réduction s'obtient facilement à la main.

On conseille des frictions à l'alcool, et l'enfant est envoyé au bord de la mer.

A cinq ans et demi, l'enfant est conduit à la consultation des Enfants-Assistés.

Le pied gauche est en équinisme et ne peut être corrigé. Faiblesse et atrophie des muscles de la jambe, surtout des muscles antérieurs.

L'extrémité inférieure du membre gauche présente manifestement une diminution de température.

Intervention (l'enfant a cinq ans et demi) : ténotomie du tendon d'Achille.

Massage.

Revu à sept ans (un an après).

Résultat : excellent. L'équinisme a disparu. L'enfant marche sans se fatiguer. Le membre a repris sa température normale.

L'atrophie musculaire persiste.

Observation IV (Marcelle F...).

Double pied bot musculaire varus équin congénital.

A la naissance (renseignements fournis par la mère).

Les pieds se réduisent facilement en position normale, sans aucun effort. Les membres inférieurs sont très maigres et très frêles.

A cinq mois, elle est conduite à la consultation des Enfants-Assistés.

Inspection : le pied droit présente un peu d'adduction de l'avant-pied sans enroulement du bord externe. On ne sent pas la saillie de l'astragale, dont la tête est coiffée du scaphoïde, situé normalement. Le varus est complètement réductible à la main. Equinisme assez accentué. Le tendon d'Achille rétracté rend impossible toute réduction.

Le pied gauche présente des caractères semblables.

Intervention (l'enfant a cinq mois) : double ténotomie du tendon d'Achille, sous-cutanée. Aussitôt le tendon sectionné, l'équinisme se réduit complètement des deux côtés. On maintient les pieds en hyperflexion avec une bande de tarlatane.

Suites : l'enfant est suivie trois mois. Elle est régulièrement massée sans anesthésie. Le pied est chaque fois maintenu par une bande de tarlatane.

Résultat : Je n'ai pas revu l'enfant, mais par lettre la mère m'informe que les pieds ne se sont pas maintenus absolument corrigés.

Observation V (Léon R...).

Double pied bot musculaire varus équin congénital.

Aucun renseignement ne peut être obtenu. L'enfant a été mis au dépôt de l'hospice des Enfants-Assistés.

Il est âgé de dix-huit mois.

Inspection : le pied droit présente un peu de talus, très peu de varus. L'atrophie musculaire est très marquée.

La déviation se corrige complètement quand l'enfant est placé debout.

Le pied gauche est en équinisme.

Varus très accentué quand on porte le pied au maximum de sa déviation, peu accentué sans enroulement du bord externe quand le pied est abandonné à lui-même.

Varus complètement réductible à la main.

L'atrophie musculaire est marquée.

Intervention. Pied gauche : ténotomie sous-cutanée du tendon d'Achille.

L'équinisme se réduit complètement.

On se borne à mettre un plâtre en bonne position.

Suites : l'enfant est immédiatement renvoyé; je n'ai plus eu de ses nouvelles.

Réflexions — Je ne donne cette observation que comme un exemple de la déformation que peut acquérir un pied bot musculaire qui, malgré tout, est réductible à la main.

OBSERVATION VI (René H...). Opération de Jalaguier.

Double pied bot varus équin congénital.

Je n'ai pu obtenir aucun renseignement sur le degré de déviation à la naissance.

A sept mois (9 janvier 1897). *Opération de Jalaguier.* — Elle est pratiquée sur les deux pieds. Correction immédiate parfaite.

Suites : régulières. 6 février 1897 : deuxième appareil plâtré.

15 février 1897 : troisième.

25 février 1897 : gouttière plâtrée.

Le 16 mars, M. Jalaguier applique une gouttière plâtrée. La correction s'est maintenue, mais l'enfant ne revient plus jusqu'au :

21 mars 1898 : il reparaît alors dans le service, portant un appareil qui a dû coûter fort cher, mais qui ne sert absolument à rien.

La déviation s'est reproduite : inégalement pour les deux pieds.

Pied droit : le varus est presque complètement corrigé, mais il existe cependant un peu d'adduction de l'avant-pied. L'équinisme, au contraire, est marqué.

Pied gauche : l'adduction de l'avant-pied est très marqué. Léger degré d'enroulement du bord externe. Equinisme.

Intervention, 24 mars 1898 (l'enfant a trois ans) : ténotomie sous-cutanée du tendon d'Achille.

A droite, la ténotomie donne un bon centimètre d'écart entre les deux bouts du tendon sectionné; on constate aussitôt que l'astragale rentre entre les montants de la mortaise. L'équinisme est complètement corrigé.

La récidive dans la médio-tarsienne est insuffisante pour permettre une deuxième intervention.

Le pied est mis dans un plâtre en hypercorrection obtenue facilement à la main.

A gauche, la ténotomie du tendon d'Achille donne un résultat semblable à celui obtenu du côté droit. L'astragale rentre dans la mortaise et l'équinisme se corrige.

s il faut, pour corriger le varus, pratiquer à nouveau l'opération aguier.

ration de Jalaguier (l'enfant a trois ans) : incision au lieu d'élec-

découvre le scaphoïde et l'astragale. On constate que ces deux os éunis par une pseudo-articulation de nouvelle formation. Ils sont es l'un sur l'autre et sont laissés en l'état.

le bord externe du pied, M. Jalaguier enlève un coin osseux forme intéressant surtout la grande apophyse du calcanéum.

obtient aussitôt une bonne et entière correction.

ure osseuse, catgut n° 2.

ne peut en mettre sur le pédieux, dont on ne retrouve que des ;.

ure en bourse sur le périoste.

ure de la peau, catgut n° 1.

pareils plâtrés aux deux pieds maintenus en hypercorrection.

tes : normales.

mars. — Exeat, en bon état.

avril. — On enlève les plâtres. Très bon résultat. Massage de la tarsienne sous chloroforme. Nouveaux plâtres en hypercorrection.

iai. — Nouveaux plâtres.

nai. — Marche avec ses appareils plâtrés.

juin. — L'enfant a eu le croup et a été soigné à l'hôpital Trousseau. é cet incident, ses pieds se sont maintenus corrigés. On lui donne paire de souliers renforcés avec lesquels il marche d'une façon ite.

u un an après.

ultat : excellent. (Voy. Pl. I fig. 7 et 8.)

flexions. — On peut presque affirmer que M. Jalaguier s'est é en présence d'un pied bot osseux congénital, en tous l'un pied bot ligamenteux très avancé dans son évolution. ervention précoce subie par cet enfant prouve, en effet, que ieds bots ne pouvaient être réduits à la main.

échec, partiel pour le pied droit, complet pour le pied gauche, rme la thèse soutenue dans ce travail : il ne faut pas inter- sur les pieds bots au cours de la première année. A trois ans, ontraire, l'enfant bénéficie de l'intervention ainsi que nous ns de le voir.

équinisme n'était dû ici qu'à la rétraction du tendon d'Achille. ragale se réduit dans la mortaise après ténotomie de ce tendon, ce qui explique pourquoi l'opération seule de Jalaguier a été dans ce cas suffisante.

Ce malade a présenté un peu de température à la suite de son opération. Je ferai une remarque à ce propos :

On peut constater, en effet, que presque toujours il se produit une légère élévation le lendemain de l'intervention. Il suffit de donner une purgation à l'enfant pour obtenir la chute de la fièvre avec la première selle.

Il ne faut donc pas se hâter d'enlever l'appareil plâtré au premier indice de fièvre.

Observation VII (Edmond K...). Opération de Jalaguier.

Pied bot varus droit sans équinisme.

Je n'ai pu avoir aucun renseignement sur le degré de la déviation de ce pied bot à la naissance.

L'enfant n'a subi aucun traitement jusqu'à ce jour.

A deux ans, il est conduit à la consultation de l'hospice des Enfants-Assistés.

Inspection : le pied est à angle obtus. On ne trouve pas sur le bord externe la saillie habituelle de la grande apophyse du calcanéum. Par contre, la tête de l'astragale paraît faire une saillie visible et tangible sur le dos du pied. On est étonné cependant de ne pas sentir en dedans le scaphoïde, et, en y regardant de près, on constate d'une façon certaine que le pli de flexion du bord interne du pied répond non à l'articulation scapho-astragalienne, mais bien à l'articulation cunéo-scaphoïdienne. Pas d'équinisme; mobilité absolue dans la tibio-tarsienne.

Intervention : 29 mars 1898. (L'enfant a deux ans.)

Opération de Jalaguier : les os mis à nu, on constate qu'en effet l'adduction de l'avant-pied se fait au niveau de l'articulation cunéo-scaphoïdienne.

Le scaphoïde n'est pas subluxé en dedans; il est en situation normale devant la tête de l'astragale.

La tête de l'astragale est ronde, sans altération de forme; sa surface articulaire regarde directement en avant. La saillie constatée à l'inspection était donc due au scaphoïde ayant perdu ses rapports normaux avec le premier cunéiforme.

Le scaphoïde est enlevé en entier. Il présente une très belle petite surface articulaire glénoïdienne, arrondie, pour la tête de l'astragale.

La tête de l'astragale est réséquée avec le scaphoïde.

Cette double ablation pratiquée, la réduction s'obtient facilement.

Pour mettre l'avant-pied en hypercorrection, M. Jalaguier abrase la surface cartilagineuse de l'extrémité antérieure du calcanéum.

Suture osseuse, catgut n° 2; suture du pédieux, catgut n° 1; suture de la peau, catgut n° 0.

Plâtre en hypercorrection.

Suites : normales.

Exeat le 3 avril.

20 avril. — Nouveau plâtre sous chloroforme.

3 mai. — Marche avec ses plâtres.

2 juin. — Suppression des plâtres; marche bien avec soulier renforcé.

Revu août 1899.

Résultat : très bon, correction maintenue. (Voy. Pl. II, fig. 15 et 16.)

Réflexions. — Cette observation vient à l'appui de l'opinion émise dans ce travail : le pied bot n'est pas un, toujours semblable à lui-même. Ici, le varus se passe dans la cunéo-scaphoïdienne et dans la calcanéo-cuboïdienne, déviation anatomique complexe dont il n'est à ma connaissance pas d'autre exemple. Il semble évident que dans ce cas l'opération de M. Kirmisson n'aurait pu donner un très bon résultat, puisqu'elle ne porte que sur l'articulation scapho-astragalienne qui était normale sur ce pied bot.

Cette observation montre au contraire le très grand avantage de l'opération de M. Jalaguier, qui permet d'agir suivant les circonstances sur toutes les articulations du tarse.

Je ferai la même remarque que dans l'observation précédente au sujet de l'élévation de la température que cet enfant a présentée.

Observation VIII (Louis D...). Opération de Jalaguier.

Pied bot varus équin droit.

Aucun renseignement ne peut être obtenu sur l'état de la déviation du pied à la naissance.

A trois mois : ténotomie sous-cutanée du tendon d'Achille pratiquée par M. Kirmisson.

L'enfant porte un appareil plâtré pendant un mois, puis la botte de M. Kirmisson.

Il est régulièrement massé à la consultation.

A deux ans (25 mars 1898), l'enfant est conduit à la consultation de l'hospice des Enfants-Assistés. Il porte encore la botte orthopédique de M. Kirmisson.

Inspection : l'avant-pied est à angle presque droit, saillie de la tête astragalienne et de la grande apophyse du calcanéum. Equinisme avec rétraction du tendon d'Achille.

Pas de réduction possible à la main.

Intervention : 31 mars 1898 (l'enfant a deux ans).

Ténotomie sous-cutanée du tendon d'Achille.

Opération de Jalaguier : incision au lieu d'élection.

Le scaphoïde, complètement subluxé en dedans, est conservé. Ablation de la tête de l'astragale pointue et remarquablement développée. La grande apophyse du calcanéum est réséquée. Elle est très hypertrophiée. Grattage de la surface cartilagineuse calcanéenne du cuboïde.

Le redressement obtenu est parfait. Il est bien maintenu par la suture osseuse.

Suites : normales.

9 avril : exeat, bonne position.

18 avril : on enlève les plâtres : escarre superficielle au niveau de la cicatrice.

25 avril : guérison complète de l'escarre.

24 mai : on enlève les plâtres : l'enfant marche avec soulier renforcé.

Revu un an après.

Résultats : excellents.

Réflexion. — Est-il besoin de faire remarquer combien le port d'appareil et le massage irrégulièrement pratiqué par la faute des parents ont été inutiles ici ?

Observation IX (Hédilbert F...). Opération de Jalaguier.

Pied bot varus équin congénital droit.

Pas de renseignements sur l'état de la déviation à la naissance.

A dix-huit mois (27 février 1898), l'enfant est conduit à la consultation de M. Jalaguier.

Inspection : degré très prononcé de varus avec enroulement du bord externe.

Saillie considérable de la tête de l'astragale et de la grande apophyse du calcanéum. Peu d'équinisme.

Intervention : 4 mars 1898 (l'enfant a dix-huit mois).

Ténotomie sous-cutanée du tendon d'Achille.

On obtient un grand centimètre d'écart entre les deux extrémités du tendon.

Opération de Jalaguier : découverte facile du pédieux remarquablement développé. Ablation de la tête de l'astragale, qui est pointue et porte le scaphoïde sur sa face interne. Ablation de la plus grande partie du scaphoïde. On ne laisse en place que la tubérosité interne avec l'insertion du jambier postérieur et le ligament interne gléno-calcanéo-scaphoïdien.

Ablation de la grande apophyse du calcanéum, d'une partie du cuboïde.

La réduction ne s'obtient complète et facile que quand on a enlevé le bec du cuboïde senti avec le doigt au fond de la plaie.

Pour mieux maintenir la réduction, la suture est osseuse et faite avec un catgut double n° 2. Bonne suture en bourse sur le pédieux.

Suites : normales.

10 avril : exeat.

22 avril : on enlève le plâtre. Deux fils ont coupé. Petite escarre superficielle au niveau de la cicatrice. La correction est bonne.

2 juin : marche avec un soulier renforcé.

Revu un an après.

Résultat : très bon. (Voy. Pl. II, fig. 13 et 14.)

Réflexions. — Comme dans l'observationX, il a fallu ici agir sur le bec cuboïdien, c'est-à-dire sur le ligament de la plante.

C'est une nécessité absolue.

L'équinisme était peu développé ; aussi l'opération de Jalaguier a-t-elle donné un excellent résultat.

Nous trouvons ici le développement d'une petite escarre superficielle, complication sans nulle gravité et qui pouvait être prévue d'après la marche de la température.

L'enseignement à en tirer est qu'il faut se souvenir de la facilité avec laquelle la peau au niveau de la cicatrice se mortifie. Si tout se réduit dans ces observations à une escarre insignifiante, c'est parce que M. Jalaguier a grand soin de débrider la bande de tarlatane, d'écarter les grandes lèvres de l'appareil plâtré aussitôt que le plâtre est sec.

Si l'on n'avai pris cette précaution, il est certain que cette escarre aurait pris un développement considérable et aurait complètement compromis le résultat.

Observation X (Henri G...). Opération de Jalaguier.

Double pied bot varus équin congénital.

Six ans. Enfant mis au dépôt des Enfants-Assistés. Il dit qu'on l'a déjà opéré, mais on ne trouve pas trace de cette intervention.

Inspection. Pied gauche : le bord interne est à angle obtus. Enroulement très marqué du bord externe. Peu d'équinisme. Saillie considérable de la grande apophyse du calcanéum. Saillie très nette de la tête stragalienne, qui paraît considérablement hypertrophiée.

Le varus paraît se réduire, mais le pied ne se maintient pas réduit. En y regardant de près, on constate qu'il s'agit manifestement d'une fausse réduction se passant dans la tarso-métatarsienne.

L'enroulement du bord externe ne peut être détruit.

Bien que l'équinisme soit peu accentué, il ne peut être, complètement corrigé. On note, en effet, que l'astragale se réduit difficilement et incomplètement dans la mortaise.

Pied droit : mêmes caractères, mais un peu moins accentués.

Intervention : 17 mars 1898 (l'enfant a six ans).

Pied gauche : ablation de la tête de l'astragale et de la grande apophyse du calcanéum. On enlève la surface cartilagineuse du cuboïde.

Pied droit : même intervention, mais on est obligé d'enlever le bec du cuboïde très développé ; la réduction complète s'obtient seulement alors.

Deux plâtres : les pieds en hypercorrection.

Suites : normales.

3 mai. — Les appareils plâtrés sont définitivement enlevés. Très bons résultats des deux côtés. L'enfant porte une chaussure renforcée. Il est réclamé par sa famille.

Revu un an après.

Résultat : le varus est complètement corrigé, mais l'équinisme persiste. (Voy. Pl. II, fig. 9 et 10.)

Réflexions. — Bien qu'il fût peu accentué, l'astragale ne pouvait rentrer dans la mortaise, soit que les ligaments tibio et péronéo-astragaliens fussent trop courts, soit (et cela est très possible étant donné l'âge de cet enfant) qu'il y eût déjà incompatibilité entre le corps de l'astragale et la mortaise.

L'opération de Jalaguier a été insuffisante, elle a laissé de côté l'équinisme. Il aurait fallu faire plus sur ce pied bot.

Observation XI (Marie D...). Opération de Jalaguier.

Double pied bot varus congénital.

Abandonnée dès les premiers jours de sa naissance, l'enfant est aussitôt placée dans le service de M. Kirmisson. Ses pieds sont massés et on lui fait porter des bottes de redressement.

A onze mois, le résultat obtenu est imparfait.

Abduction de l'avant-pied. Léger degré d'enroulement du bord externe. Pas d'équinisme. Torsion des os de la jambe.

Intervention : 23 mars 1898 (l'enfant a onze mois). Pas de ténotomie du tendon d'Achille.

Opération de Jalaguier. Pied droit : Résection de la tête de l'astragale qui présente son aspect caractéristique. Elle est pointue et porte le scaphoïde subluxé sur sa face interne.

Ablation de l'extrémité antérieure du calcanéum et d'une très petite portion de cuboïde. La réduction immédiate est bonne.

Pied gauche : ablation de la tête de l'astragale beaucoup moins pointue que du côté opposé. Elle est presque ronde, mais l'angle de séparation des deux faces se retrouve cependant. Ablation de l'extrémité antérieure du calcanéum — de la moitié au moins du cuboïde. — La réduction obtenue est meilleure que du côté droit.

Suites : normales.

27 avril. — On enlève les plâtres. La correction semble maintenue, mais n'est pas parfaite. L'enfant marche avec des souliers.

Réflexions. — Je n'ai pas pu revoir cette enfant, envoyée à Berck. Quand elle est partie, l'avant-pied était un peu dévié en dedans des deux côtés, mais les pied reposaient largement par leur face plantaire. Le résultat était passable.

Ce sont des observations semblables qui ont fait ma conviction, me permettant d'affirmer que dans certains cas il faut savoir attendre pour opérer.

Ici, tout engageait à le faire :

La condition sociale de l'enfant laissant le chirurgien absolument libre de choisir son heure ; le résultat insignifiant obtenu par le massage et les appareils de contention. La torsion des membres inférieurs, que l'enfant apprend de lui-même à corriger dans son articulation coxo-fémorale quand il commence à comprendre ce qu'on lui demande, était encore une raison pour temporiser.

Je ferai remarquer une fois de plus l'importance du ligament cuboïdo-calcanéen. Sur le pied gauche, M. Jalaguier enlève la plus grande partie du cuboïde. Sur le pied droit, il n'enlève qu'une petite partie de cet os. Il est probable que dans le premier cas il a détruit le ligament ; dans le second cas, au contraire, il a peu agi sur lui. La correction obtenue immédiatement a été bien meilleure sur le pied gauche que sur le droit.

Observation XII (Pierre H...). Opération de Jalaguier.

Pied bot varus équin congénital gauche.

Cet enfant a été opéré à l'âge de cinq ans par M. Jalaguier à l'hôpital Trousseau. L'observation a été perdue.

Je puis affirmer cependant que l'équinisme était très peu accentué.

Le résultat est excellent. Les mouvements sont cependant limités dans la tibio-tarsienne. La malléole externe fait une forte saillie.

La mensuration donne :

Bord interne du pied : côté droit, 16 centimètres.

Bord interne du pied : côté gauche, 15 centimètres.

Réflexions. — Cette observation, si incomplète soit-elle, est cependant instructive : elle indique le résultat que l'on peut obtenir par l'opération de Jalaguier. Elle prouve en outre que malgré cette intervention, malgré la perte de substance osseuse, le pied continue cependant à grandir et retarde de peu sur le pied sain.

Cela est d'autant plus intéressant que nous sommes ici sur un très mauvais terrain : l'enfant est tuberculeux, il a eu plusieurs spina ventosa et des tumeurs blanches de la hanche, du genou gauche, du poignet droit.

Malgré cet état général il n'y a pas eu de localisation au niveau du pied opéré.

Observation XIII (Henri A...). Observation de Jalaguier.

Double pied bot varus équin congénital.

A la naissance : la mère affirme que, dès la naissance, les deux pieds présentaient une irréductibilité absolue, et il semblerait que l'équinisme était peu accentué.

M. Redard pratique dans le cours de la première année la ténotomie, des deux côtés; les deux pieds ont été massés, mais d'une façon assez irrégulière.

A dix-neuf mois, l'enfant est amené à la consultation de l'hospice des Enfants-Assistés.

Inspection. — *Pied droit* : l'équinisme est très peu accentué et la mobilité dans la tibio-tarsienne presque complète. Le bord interne dépasse l'angle droit. Il y a enroulement de la plante.

Pied gauche : l'équinisme est encore moins marqué qu'à droite, mais le varus est aussi accentué.

Intervention (2 mai 1898). L'enfant a dix-neuf mois.

Pied droit : ténotomie du tendon d'Achille.

On obtient un petit centimètre d'écart. La tibio-tarsienne se mobilise complètement.

Opération de Jalaguier. Incision au lieu d'élection. On découvre facilement l'interligne médio-tarsien.

La tete de l'astragale est largement enlevée, elle est peu pointue.

Le scaphoïde est complètement subluxé en dedans; on abrase sa surface articulaire.

Ablation large de l'extrémité antérieure du calcanéum.

Cependant, pour obtenir une bonne réduction, il faut, dans le fond de la plaie, enlever avec la spatule tranchante une partie du cuboïde.

Pied gauche : ténotomie sous-cutanée du tendon d'Achille.

Opération de Jalaguier. — Ablation large de la tête de l'astragale et de l'extrémité antérieure de la tête du calcanéum.

Ablation très limitée sur le scaphoïde et le cuboïde. Sutures au catgut.

Deux appareils plâtrés en hypercorrection.

L'attitude est excellente.

Suites : normales.

A la fin de mai les plâtres sont enlevés et l'enfant commence à marcher avec des souliers renforcés.

Revu : un an après.

Résultat : la correction s'est maintenue, l'enfant marche bien. (Voy. Pl. II, fig. 11 et 12.)

Réflexions. — Bien que cet enfant ne fût âgé que de dix-neuf mois au moment de l'intervention, celle-ci a donné un bon résultat. Il ne faudrait pas en conclure qu'il est bon d'opérer avant deux ans. D'ailleurs, le sujet de cette observation était remarquablement développé pour son âge.

Observation XIV (Georges M...). Opération de Jalaguier.

Pied bot varus gauche congénital.

L'enfant n'a subi aucun traitement jusqu'à ce jour, 5 mai 1898. Il est conduit à la consultation de l'hospice des Enfants-Assistés.

Inspection : le bord interne est à angle droit. La rétraction de l'aponévrose plantaire détermine une corde très sensible à la palpation.

Enroulement du bord externe.

La tête astragalienne fait une saillie très accentuée sur le dos du pied. Le scaphoïde est complètement subluxé en dedans, il n'est pas cependant au contact même de la malléole interne.

Sur le bord externe, la grande apophyse du calcanéum fait saillie, elle semble très hypertrophiée.

Intervention : l'enfant a trois ans et demi.

L'équinisme n'existant pas, la section de ce tendon ne donne pas de résultat appréciable.

Ténotomie sous-cutanée de la corde de l'aponévrose plantaire.

Cette section ne donne que bien peu de chose. A peine un peu d'allongement du bord interne.

Opération de Jalaguier. — Ablation large de la tête de l'astragale. Amputation de l'extrémité antérieure du calcanéum très hypertrophiée. Malgré ces résections osseuses la mobilité de l'avant-pied ne s'obtient pas d'une façon satisfaisante : le scaphoïde revient bien devant l'astragale, mais l'enroulement du bord externe persiste.

Pour détordre complètement le varus, il faut, dans la profondeur, enlever largement le bec du cuboïde. On se rend nettement compte que l'on détruit en même temps le ligament calcanéo-cuboïdien.

Le déroulement du varus est alors complètement obtenu d'une façon parfaite.

Plâtre, le pied étant maintenu dans une excellente attitude.

Suites : normales.

26 mai. — Exeat.

6 juin. — Marche avec son plâtre.

7 juillet. — Marche avec un soulier renforcé.

Revu un an après.

Résultat : Le résultat est parfait ; le pied est en très bonne attitude, la correction complètement maintenue. (Voy. Pl. I, fig. 5 et 6).

Réflexions. — Je crois que le résultat excellent obtenu chez cet enfant tient à deux ordres de faits.

1° L'âge auquel a eu lieu l'opération (trois ans et demi) ;

2° La section complète du ligament calcanéo-cuboïdien. Bien qu'elle n'ait pas été pratiquée de propos délibéré, j'ai pu me convaincre au cours de cette opération que ce ligament était bien l'obstacle principal à la correction du varus.

La ténotomie du tendon d'Achille a été faite bien qu'il n'y eût pas d'équinisme appréciable.

C'est en effet une excellente chose que de toujours sectionner ce tendon avant de pratiquer l'opération de Jalaguier, même quand il n'est pas rétracté, car il est toujours trop court et toujours suffisant pour rendre impossible l'hyperflexion dans la tibio-tarsienne au moment de l'application du plâtre.

Cette seule raison permet de conseiller de pratiquer toujours de parti pris la ténotomie du tendon d'Achille, même quand elle semble inutile.

Observation XV (Jeanne P. de L...). Opération de Jalaguier.

Double pied bot varus équin congénital.

Jusqu'à dix mois l'enfant a été régulièrement massée trois fois par semaine dans le service de M. Kirmisson, avec application de bottes en gutta-percha après chaque massage. Pas de ténotomie du tendon d'Achille.

23 mai 1898 : elle est conduite à la consultation des Enfants-Assistés.

Inspection : Pied bots complexes.

Pied gauche : Incurvation des tibias et rotation en dedans du membre inférieur. Adduction pure de l'avant-pied; le bord interne est à angle droit.

Pas d'enroulement du bord externe.

La tête de l'astragale fait une notable saillie sur le dos du pied. On sent la grande apophyse du calcanéum, hypertrophiée, déjetée presque sous la plante. Le talon est très élevé et reporté en dedans.

L'incurvation de la face interne du calcanéum doit être très accentuée.

Il est impossible de réduire le varus, de mobiliser la tibio-tarsienne et de réduire l'astragale dans la mortaise.

Pied gauche : les lésions sont semblables, toute réduction est de même impossible.

Intervention : 28 mai 1898 (l'enfant a seize mois).

Pied droit : Ténotomie sous-cutanée du tendon d'Achille.

Elle ne donne aucun résultat appréciable.

Ténotomie du jambier antérieur.

Résultat nul.

Opération de Jalaguier : Incision au lieu d'élection, résection de la tête de l'astragale et de la grande apophyse du calcanéum. Ablation de la plus grande partie du scaphoïde et du cuboïde.

Il est manifeste que le ligament calcanéo-cuboïdien a dû être sectionné.

La réduction immédiate du varus semble bonne.

Pied gauche : Mêmes interventions.

La réduction du varus paraît suffisante.

Sutures : le pédieux est très peu développé des deux côtés.

Plâtres : la correction semble bonne.

Suites : Normales.

2 juin, — Exeat.

24 août. — L'enfant commence à marcher avec des souliers renforcés.

Le résultat est mauvais. L'enfant a pourtant été suivie très attentivement. Elle a subi par trois fois du massage sous chloroforme e chaque fois les pieds redressés en bonne position ont été placés dans des appareils plâtrés appliqués par M. Jalaguier lui-même. Elle était en outre régulièrement massée dans le service.

Revue un an après.

Résultat : Récidive complète.

Réflexions. — Cet échec s'explique facilement et cette observation m'est particulièrement utile parce qu'elle concorde absolument avec tout ce que j'ai dit dans ce travail.

Il s'agit évidemment ici d'un double pied bot osseux congénital sur lesquels toute tentative de redressement devait conduire à un échec certain avant la fin de la deuxième année.

D'autre part, en examinant les pieds de cette enfant, on a pu pressentir que la cause de la déviation devait surtout tenir au bloc astragalo-calcanéen dévié dans sa forme et dans sa situation.

Or, l'opération seule de Jalaguier ne s'attaque qu'à la médio-tarsienne.

Par cette intervention il a été possible de corriger le varus dans la médio-tarsienne. Le résultat obtenu, qui semblait bon, ne s'est pas maintenu, parce que d'autres obstacles qui existaient sur ces pieds bots ont été méconnus. Je crois qu'il en aurait été tout autrement si, ayant attendu que l'enfant ait eu au moins trois ans, on avait alors suivi la technique opératoire préconisée à la fin de ce travail.

C'est ce que M. Jalaguier se propose de faire incessamment.

Il sectionnera le ligament interosseux pour rendre sa mobilité au calcanéum et à l'astragale, et, si cela ne suffit pas, il pratiquera l'astragalectomie.

Observation XVI (Henri A...). Opération de Jalaguier.

Double pied bot varus équin congénital.

L'enfant n'a subi aucun traitement avant son admission dans le service de M. Jalaguier.

Inspection. Pied droit : varus très prononcé. Le bord interne du pied est à angle droit, la face plantaire regarde directement en dedans, enroulement du bord externe.

Equinisme peu marqué, mais la tête de l'astragale fait une forte saillie sur le dos du pied et l'on sent en dedans le scaphoïde subluxé. Le scaphoïde n'est pas cependant au contact de la malléole, mais il s'en faut de bien peu.

Sur le bord externe, saillie visible et tangible de la grande apophyse du calcanéum.

La malléole péronnière est manifestement en retrait sur la malléole tibiale.

Pied gauche : les caractères sont semblables et aussi accentués.

Intervention : 21 juin 1898 (l'enfant a neuf mois). Double ténotomie sous-cutanée du tendon d'Achille. Le résultat est insignifiant.

Opération de Jalaguier. — *Pied gauche* : ablation de la tête de l'astragale et de l'extrémité antérieure de la grande apophyse du calcanéum. Le scaphoïde et le cuboïde sont laissés intacts.

Sutures à l'ordinaire.

Le résultat paraît satisfaisant.

Pied droit : ablation large de l'extrémité antérieure du calcanéum. Ablation de la tête de l'astragale et de la presque totalité du scaphoïde.

Mais ce n'est que quand on a enlevé le cuboïde que l'on obtient une bonne correction apparente.

Plâtres en bonne situation.

Suites : normales.

25 juin. — Exeat.

4 juin. — On constate l'existence d'une petite escarre au niveau de la malléole gauche.

7 juillet. — L'escarre se guérit, mais l'enfant semble très malade; il rentre dans le service et fait des accidents méningitiques.

14 juillet. — L'enfant est emmené mourant par ses parents (vomissements, diarrhée verte); 39°5 de température.

1er août 1898. — L'enfant revient dans le service; il a résisté, mais il vient de prendre la coqueluche; ses pieds ont une tendance manifeste à la récidive.

Revu juillet 1899 (un an après).

Résultats : récidive complète.

Réflexions. — Je considère aujourd'hui que cette récidive était fatale.

L'âge seul de l'enfant, au moment de son opération, était une contre-indication absolue.

D'autre part, les lésions que cet enfant présentait rendaient impossible toute guérison par l'opération seule de Jalaguier.

Quand j'examine les moules que je possède, songeant à ce que m'ont appris les dissections de pieds bots de fœtus, je n'ai aujourd'hui aucun doute, et je crois pouvoir affirmer qu'il s'agissait là de deux pieds bots osseux congénitaux types.

Les lésions du squelette devaient porter non seulement sur la tibio-tarsienne, mais sur toutes les articulations du tarse, et le corps de l'astragale, en particulier, devait présenter cette inclinaison vicieuse que j'ai déjà décrite.

L'opération de Jalaguier ne pouvait réussir; l'échec a eu lieu, venant à l'appui de tout ce que j'ai avancé.

En écrivant ces lignes, j'ai à cœur de dire que je ne viens pas faire ici la critique des résultats obtenus par M. Jalaguier, qui est pour moi plus qu'un maître.

Il m'a autorisé à dire tout ce que je pense, et c'est parce qu'il m'y a autorisé que je le fais.

Observation XVII (Léon D...). Opération de Jalaguier.

Double pied bot varus congénital.

L'enfant a été opéré deux fois avant d'être conduit à la consultation de l'hospice des Enfants-Assistés.

Une première fois, à l'âge de treize mois, à l'hôpital Lariboisière.

Une seconde fois, à l'âge de cinq ans, par le Dr Péan.

Il est impossible de savoir quel genre d'opération il a subi. Il aurait été longtemps massé et a porté des appareils variés.

8 décembre. — Vient à la consultation.

Inspection. — *Pied gauche* : saillie très accentuée de la tête de l'astragale. Enroulement du bord externe au niveau duquel on sent la grande apophyse du calcanéum hypertrophiée.

La face plantaire regarde directement en dedans.

Le bord interne est à angle obtus.

Pied droit : mêmes caractères, mais la saillie de la tête astragalienne est à peine appréciable. Il existe une cicatrice parallèle à la malléole externe.

Intervention : 12 décembre 1898. L'enfant a sept ans.

Opération de Jalaguier. — *Pied gauche* : la médio-tarsienne étant découverte, on constate que la tête de l'astragale présente d'une façon très accentuée la déformation type de l'astragale bot. Elle est largement réséquée.

On enlève au ciseau un gros point cunéiforme à base dorsale externe, intéressant le cuboïde et le calcanéum.

La réduction s'obtient complète.

Catgut à l'ordinaire ; il est impossible de trouver trace du muscle pédieux.

Pied droit : la médio-tarsienne étant découverte, il semble qu'il reste des traces de la tête de l'astragale ; mais on ne peut reconnaître ni le scaphoïdie, ni le cuboïde au sein du tissu osseux et des pseudo-surfaces articulaires de nouvelle formation.

On enlève un coin cunéiforme à base dorsale externe, et la réduction s'obtient facilement.

Appareils plâtrés en hypercorrection.

Suites : normales.

28 décembre. — Les appareils sont renouvelés sous chloroforme.

5 janvier 1899. — Suppression des plâtres, massage.

13 janvier 1899. — L'enfant marche avec des souliers renforcés.

Revu juillet 1899 (six mois après).

Résultat : très bon. (Voy. Pl. I, fig. 3 et 4.)

Observation XVIII (Théophile C...). Opération de Jalaguier.

Pied bot varus congénital gauche.

A quinze mois, ténotomie du tendon d'Achille, pratiquée par M. le Dr Fournial, à Clermont-Ferrand. A la suite de cette intervention, l'enfant conserve pendant trois semaines environ un appareil plâtré.

A deux ans, deuxième ténotomie du tendon d'Achille, par M. Redard, au dispensaire Furtado-Heine. Pendant trois semaines l'enfant porte un appareil plâtré.

A six ans, M. le Dr Bide, chirurgien de l'Hôtel-Dieu, à Clermont, pratique la tarsectomie.

M. le Dr Bide a eu l'extrême obligeance de me communiquer l'observation prise dans son service de l'Hôtel-Dieu, et que voici :

Inspection : Varus équin congénital invétéré.

Rétraction de l'aponévrose et des muscles plantaires. Saillies de la grande apophyse du calcanéum et de la tête de l'astragale.

Intervention : Section du tendon d'Achille : on ne gagne que peu de chose.

Section de l'aponévrose plantaire : le bénéfice obtenu est insignifiant.

Pensant, d'après cela, qu'un Phelps-Kirmisson serait insuffisant, M. Bide fait la tarsectomie.

Incision classique.

Résection de toute la grande apophyse du calcanéum et de la tête de l'astragale. Avivement de la face articulaire du cuboïde; on voit à nu les tendons des deux péroniers.

Le redressement en hypercorrection est facile.

Suture musculo-périostique pour rapprocher les surfaces osseuses.

Drainage.

Suture de la peau au crin de Florence.

Appareil plâtré en hypercorrection.

Suites : normales. Les fils sont enlevés au huitième jour, le drain au quinzième.

17 septembre : sort de l'hôpital en bon état, porteur encore de ses appareils plâtrés. On lui avait commandé un soulier renforcé qu'il n'est jamais venu chercher.

A six ans et demi (quatre mois après l'opération de M. le Dr Bide) :

L'enfant est conduit à la consultation de l'hospice des Enfants-Assistés.

La récidive est complète.

L'adduction domine avec un léger degré d'enroulement du bord externe. L'équinisme est très peu marqué.

Il est impossible de corriger l'attitude vicieuse.

Intervention : 10 janvier 1899 (l'enfant a six ans et demi).

Ablation d'un coin osseux cunéiforme à base dorsale externe. La correction obtenue est excellente.

Suites : normales.

26 janvier : la plaie est complètement cicatrisée. Le pied est en bonne position.

5 février : L'enfant marche avec son appareil plâtré.

24 février : Exeat avec un soulier renforcé.

Revu, août 1899 (six mois après).

Résultat : Absolument parfait. (Voy. Pl. I, fig. 1 et 2.)

Réflexions. — Il m'est impossible d'expliquer l'insuccès de M. Bide, M. Bide a pratiqué de mémoire l'opération qu'il avait souvent vu faire à M. Jalaguier à l'hôpital Trousseau.

Peut-être, au moment où le premier appareil plâtré a été appliqué, le pied n'a-t-il pas été maintenu en bonne position pendant que le plâtre séchait; j'ai indiqué qu'il y avait là souvent une cause d'échec.

Peut-être faut-il incriminer le drainage à mon avis complètement inutile.

Ce qu'il y a de véritablement intéressant dans cette observation, c'est qu'elle prouve que malgré une première tarsectomie on peut obtenir par une seconde intervention un résultat parfait, et que la première n'a pas rendu la seconde, quoi qu'on en dise, plus laborieuse.

Observation XIX (Robert C...). Astragalectomie.

Pied bot varus équin congénital droit.

L'enfant a subi tout jeune la section du tendon d'Achille à ciel ouvert. Il en conserve aujourd'hui comme trace une cicatrice adhérente.

A une date indéterminée, il a subi l'opération de Phelps.

A huit ans et demi : revient dans le service.

Inspection : Le marche est redevenue très difficile. L'avant-pied forme avec l'arrière-pied un angle aigu. Au fond du sillon creusé sur le bord interne, se voit la cicatrice de l'opération de Phelps.

L'équinisme est très prononcé. L'astragale est complètement luxé et sa tête fait sur la face dorsale du pied une forte saillie. On sent la partie antérieure du corps débordant largement la mortaise tibio-péronière. Le calcanéum est complètement couché sur sa face externe. Quand on essaye de réduire l'adduction de l'avant-pied, l'aponévrose plantaire se tend fortement et forme une corde saillante.

L'équinisme est complètement irréductible, et l'on se rend parfaitement compte que l'obstacle principal est ici l'incompatibilité qui existe entre le corps de l'astragale et la chape tibio-péronière. Aussi

M. Jalaguier se décide à pratiquer l'astragalectomie après s'être rendu compte de ce que peut donner la section de l'aponévrose plantaire.

Intervention : 21 juillet 1899.

Section de l'aponévrose plantaire, sous-cutanée. L'adduction de l'avant-pied se corrige.

Astragalectomie. — Par son unique incision reportée un peu plus haut, M. Jalaguier arrive à enlever complètement l'astragale en le morcelant. Aussitôt l'astragale enlevé, la réduction est obtenue complète et facile.

Plâtre en hypercorrection.

Suites : normales.

1er août : ablation des fils. Réunion par première intention.

1er août 1899 : mobilisation.

Aujourd'hui, 12 octobre 1899, l'enfant marche avec un soulier. Le résultat est excellent; il y a de la mobilité au niveau de la tibio-tarsienne.

TABLE DES MATIÈRES

CHAPITRE III

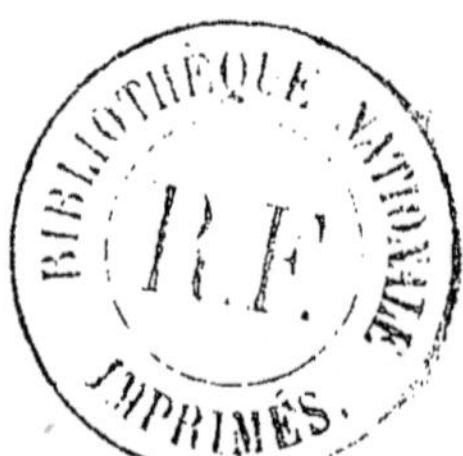

Paris. — L. Maretheux imprimeur, 1. rue Cassette. — 20759.

LÉGENDE DES PLANCHES I ET II

Figure	1.	Observation	XVIII.	Avant l'opération.
—	2.	—	—	Résultat.
—	3.	Observation	XVII.	Avant l'opération.
—	4.	—	—	Résultat.
—	5.	Observation	XIV.	Avant l'opération.
—	6.	—	—	Résultat.
—	7.	Observation	VI.	Résultat.
—	8.	—	—	Résultat.
—	9.	Observation	X.	Avant l'opération.
—	10.	—	—	Résultat.
—	11.	Observation	XIII.	Avant l'opération.
—	12.	—	—	Résultat.
—	13.	Observation	IX.	Avant l'opération.
—	14.	—	—	Résultat.
—	15.	Observation	VII.	Avant l'opération.
—	16.	—	—	Résultat.

Pl. I.

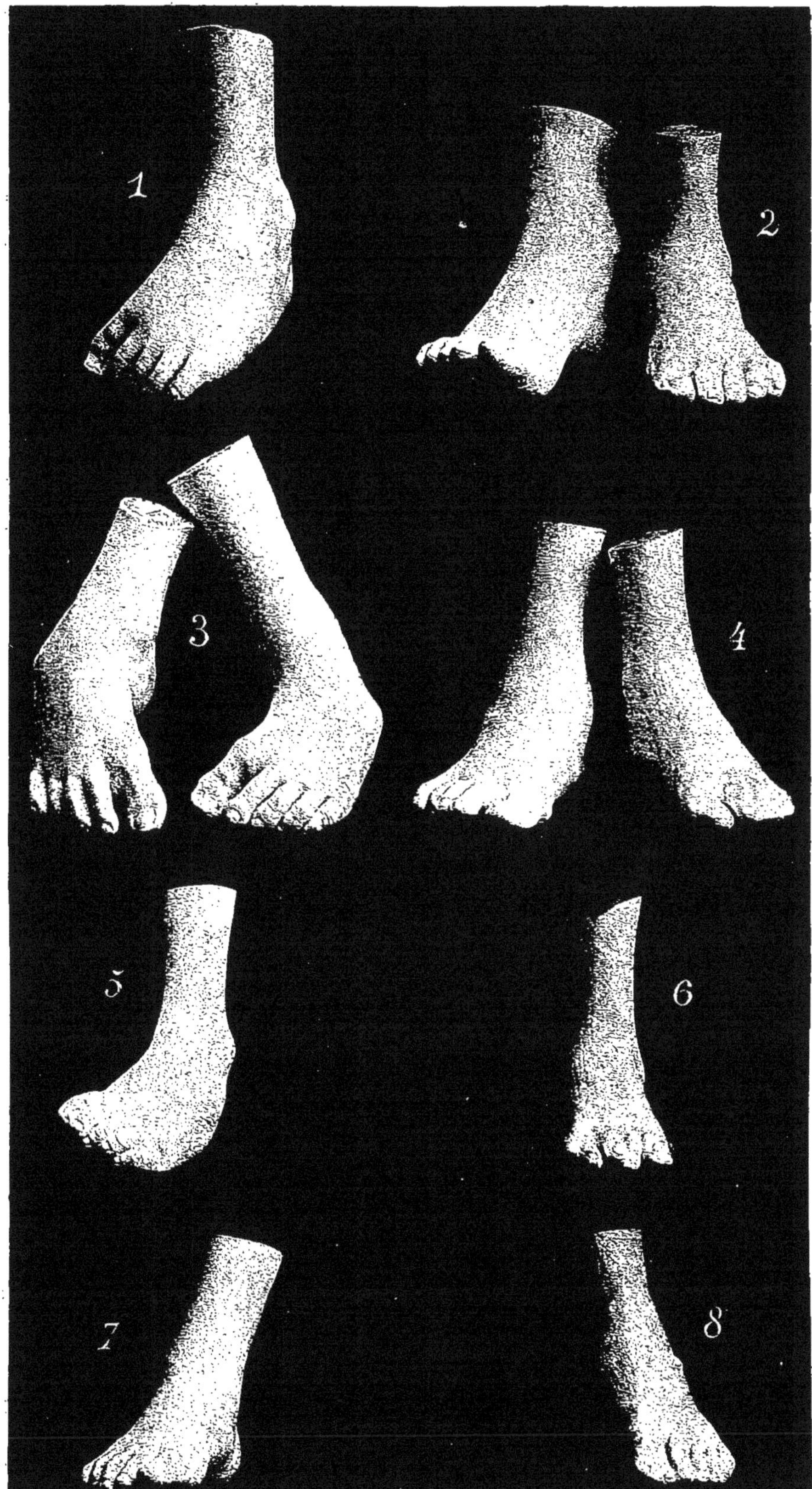

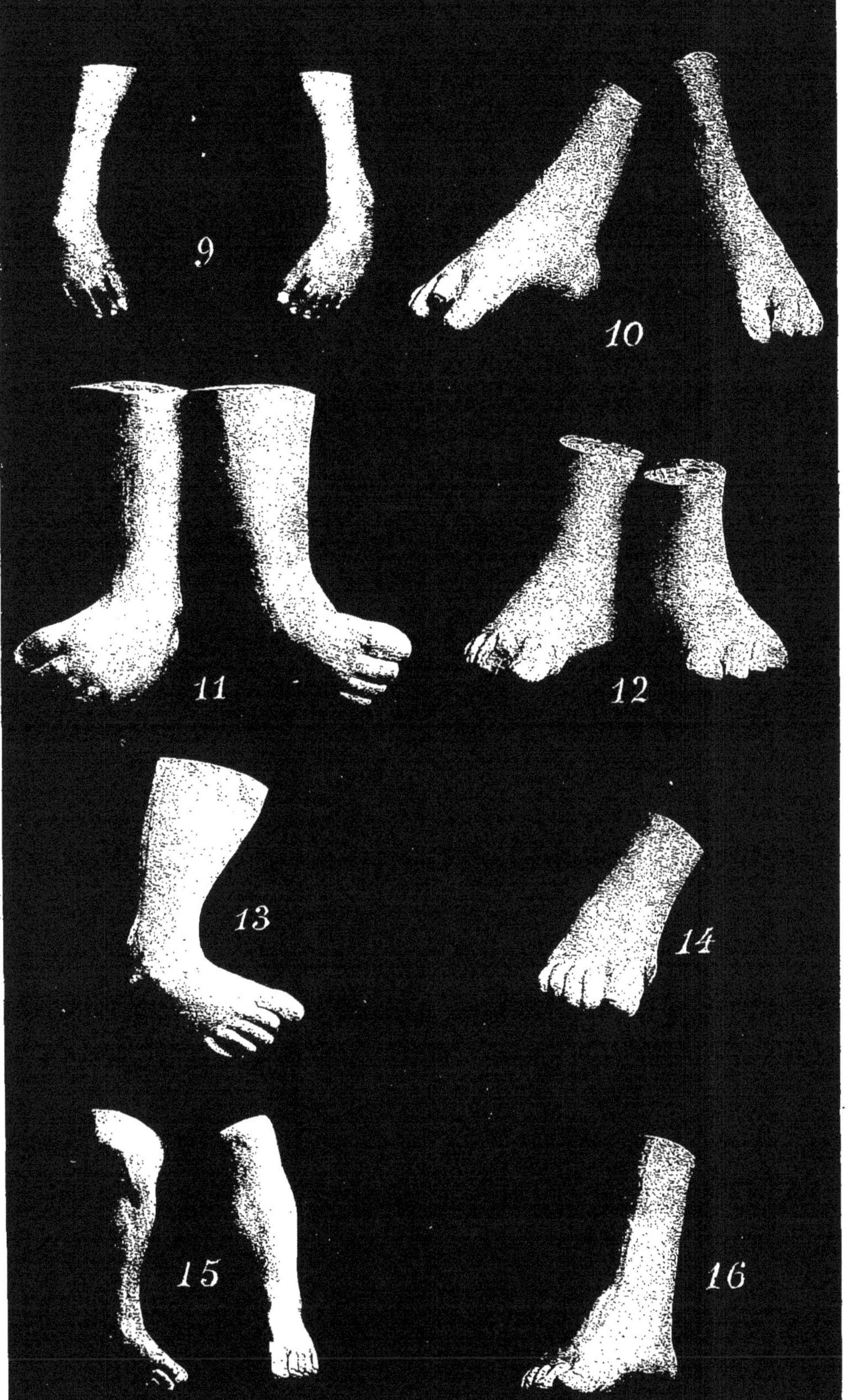
9
10
11
12
13
14
15
16

A LA MÊME LIBRAIRIE

Revue d'Orthopédie, paraissant tous les deux mois, sous la direction de M. le Dr Ki misson, professeur à la Faculté de médecine, chirurgien de l'hôpital Trousseau, memb de la Société de Chirurgie, membre correspondant de l'American Orthopedic Associ tion. Avec la collaboration de MM. les professeurs Piéchaud (Bordeaux), O. Lannelong (Paris), A. Poncet (Lyon), Phocas (Lille), et de MM. prof. Oscar Bloch (Copenhague); H. Martin (Lausanne); — Lorenz (Vienne); — Fr.-R. Fischer (Nation. orthop. Hos Londres); — C.-H. Golding Bird (Guy's Hosp., Londres); — E. Muirhead Little (Natio orthop. Hosp., Londres); — E.-H. Bradford (Visiting surgeon to the Children's Hos tal, New York); — V.-P. Gibney (Hosp. for the Ruptured and Crippled, New York); A.-B. Judson (New-York orthop. Hosp.); — Newton M. Shaffer (New York Hosp Abonnement annuel : Paris, 12 fr. — Départements, 14 fr. — Etranger. . . . 15

Traité des Maladies chirurgicales d'Origine congénitale, par le Dr Kirmisson, professe agrégé à la Faculté de médecine de Paris, chirurgien de l'hôpital Trousseau. 1 vol. in- de XII-767 pages avec 312 fig. dans le texte et deux planches en couleurs. . . 15

Leçons cliniques sur les Maladies de l'Appareil locomoteur (*os, articulations, muscle* par le Dr Kirmisson. 1 vol. in-8°, avec figures 10

Manuel de Pathologie externe, par MM. les Drs Reclus, Kirmisson, Peyrot, Bouil professeurs agrégés à la Faculté de médecine. Edition complète illustrée de 720 figur 4 vol. petit in-8° avec figures dans le texte. 40

Tome I. — *Maladies communes à tous les tissus, maladies des tissus*, par M. Dr P. Reclus.

Tome II. — *Maladies des régions*. Tête et rachis, par M. le Dr Kirmisson.

Tome III. — *Maladies des régions*. Cou, poitrine, abdomen, par M. le Dr Peyro

Tome IV. — *Maladies des régions*. Organes génito-urinaires, membres, par M. Dr Bouilly.

Traité de Chirurgie, publié sous la direction de MM. Simon Duplay, professeur de c nique chirurgicale à la Faculté de médecine de Paris, chirurgien de l'Hôtel-Di membre de l'Académie de médecine, et Paul Reclus, professeur agrégé, chirurg des hôpitaux, membre de l'Académie de médecine, par MM. Berger, Broca, Pie Delbet, Delens, Demoulin, Faure, Forgue, Gérard-Marchant, Hartmann, Heydenrei Jalaguier, Kirmisson, Lagrange, Lejars, Michaux, Nélaton, Peyrot, Poncet, Qué Ricard, Rieffel, Segond, Tuffier, Walther. *Deuxième édition entièrement refond* 8 vol. gr. in-8°, avec nombreuses figures 150

Traité d'Anatomie humaine, publié par Paul Poirier, professeur agrégé à la Faculté médecine de Paris, chirurgien des hôpitaux, et A. Charpy, professeur d'anatomie à Faculté de médecine de Toulouse, avec la collaboration de O. Amoedo, A. Bran B. Cunéo, P. Fredet, P. Jacques, Th. Jonnesco, E. Laguesse, L. Manouvrier, A. Nicol M. Picou, A. Prenant, H. Rieffel, Ch. Simon, A. Soulié. 5 vol. gr. in-8°, avec nombreu figures en noir et en couleurs. — Prix de l'ouvrage en souscription 150

Traité des Résections et des Opérations conservatrices que l'on peut pratiquer sur Système osseux, par le Dr L. Ollier, professeur de clinique chirurgicale à la Facu de médecine de Lyon, correspondant de l'Institut, membre associé de l'Académie médecine. 3 vol. in-8°, avec 508 figures. 50

Étude pratique sur le Mal de Pott, par le Dr V. Ménard, chirurgien de l'hôpital ma time de Berck-sur-Mer. 1 vol. in-8°, avec 205 figures dans le texte. 12

Précis de Manuel opératoire. Ligatures, amputations, résections. Appendice, M. L.-H. Farabeuf, professeur à la Faculté de médecine de Paris, membre de l'Aca mie de médecine. *Nouvelle édition*. 1 vol. petit in-8°, avec 799 figures 16

Traité des Maladies de l'enfance, publié sous la direction de MM. J. Grancher, prof seur à la Faculté de médecine de Paris, membre de l'Académie de médecine, méde de l'hôpital des Enfants-Malades; J. Comby, médecin de l'hôpital des Enfants-Malad A.-B. Marfan, agrégé, médecin des hôpitaux. 5 vol. gr. in-8° avec figures dans texte 90

Les Maladies qu'on soigne à Berck, par F. Calot, chirurgien en chef de l'hôpi Rothschild, de l'hôpital Cazin-Perrochaud, de l'asile maritime, du dispensaire Berck, etc. 1 vol. in-16, broché. 2

Traité pratique des Déviations de la Colonne vertébrale, par P. Redard, ancien chef clinique chirurgicale de la Faculté de médecine de Paris, chirurgien en chef du dispe saire Furtado-Heine, membre correspondant de l'American Orthopedic Associati 1 vol. gr. in-8° de 466 pages, avec 231 figures dans le texte 12

Atlas de Radiographie (*Chirurgie infantile et orthopédique*), par P. Redard et F. Lar Atlas et texte, gr. in-4° de 48 planches et de 118 pages, relié toile 25

Paris. — L. Maretheux, imprimeur, 1, rue Cassette.

www.ingramcontent.com/pod-product-compliance
Ingram Content Group UK Ltd.
Pitfield, Milton Keynes, MK11 3LW, UK
UKHW021105200726
13857UKWH00003B/1105